Let's ask a doctor mental health

心のお医者さんに聞いてみよう

この先どうすればいいの？ 18歳からの発達障害

「自閉症スペクトラム症」への正しい理解と接し方

小児精神神経科医
どんぐり発達クリニック院長
宮尾益知 監修

大和出版

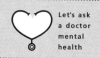

はじめに

発達障害には、ADHD（注意欠陥・多動性障害）、自閉症スペクトラム障害（ASD）、LD（学習障害）の3種類があります。近年、これらの障害は、子ども時代に見つかり、療育や医学によってサポートされています。

ところが症状が軽い場合、障害の存在に誰も気づかないまま大人になってしまう子どもたちがいます。そうした子どもたちは、18歳くらいになると、大きな問題に直面します。ひとり暮らしや仕事を始めたとたん、生活がはたんし、挫折してしまうことも。場合によっては、うつになったりします。

子どもと大人のあいだには、生活状況にそれほど大きな差があるということです。子どもとして家庭や学校生活を幸福に送るのと、社会に出てひとりで生活を成り立たせるのとでは、ハードルの高さが違うのです。

大人へのハードルを一気に跳び越えるのは難しくても、階段を一段一段上るように、問題を乗り越えなければなりません。

とくに家族は、本人にとって命綱。本人を社会から孤立させないよう、手助けし、やがて自立させるためにどうしたらいいのかについて、ご家族に知っていただくためにこの本を書きました。本書が、生きづらさで苦しむ本人と、本人を支える家族の一助となれば幸いです。

小児精神神経科医・どんぐり発達クリニック院長
宮尾益知

CONTENTS

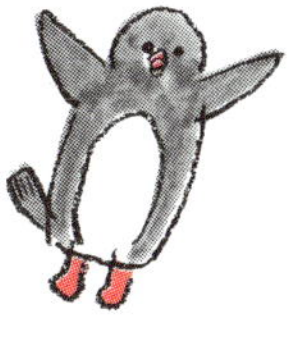

Part2

自閉症スペクトラム障害の特性

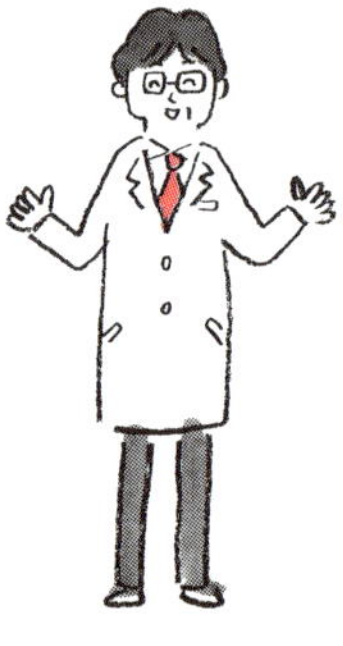

CONTENTS

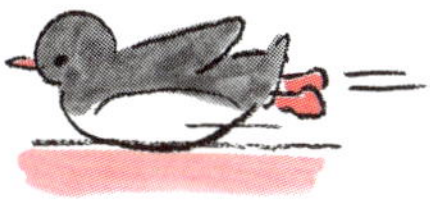

CONTENTS

Part4

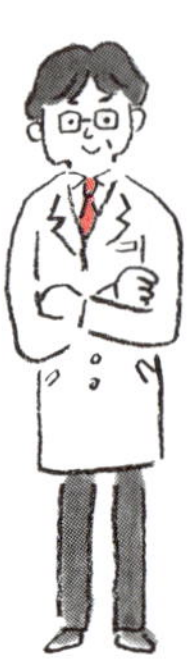

デザイン●酒井一恵
イラスト●伊藤和人

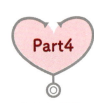

Part 1

大人の自閉症スペクトラム障害

対人、仕事の困難……
もっとも深刻になりやすい発達障害のひとつ

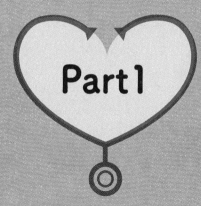

進学やひとり暮らしを始めたときに気づきやすい

衣食住の管理、仕事、対人関係でつまずく

発達障害が軽度の場合、集団のなかでもある程度身を処することができるため、大人になるまで気づかないことがあります。気づくきっかけは、進学や就職を機に、ひとり暮らしを始めたとき。衣食住の管理ができずに過労や栄養失調で倒れたり、対人関係から抑うつ状態になったりすることもあります。

CASE

ひとり暮らしで日常生活がはたんして……

大学に進学したAさんは、親元から離れ、ひとり暮らしを始めることに……。

家で

掃除や洗濯、調理など、家事全般がうまくできず、**部屋は荒れ放題、食事はコンビニだのみ**に。

大学で

履修登録をきちんと行えず、また**遅刻や欠席も増え続けて**しまう。

偏食で栄養失調におちいったり、洗濯や掃除ができず部屋が散らかり放題になったりする。

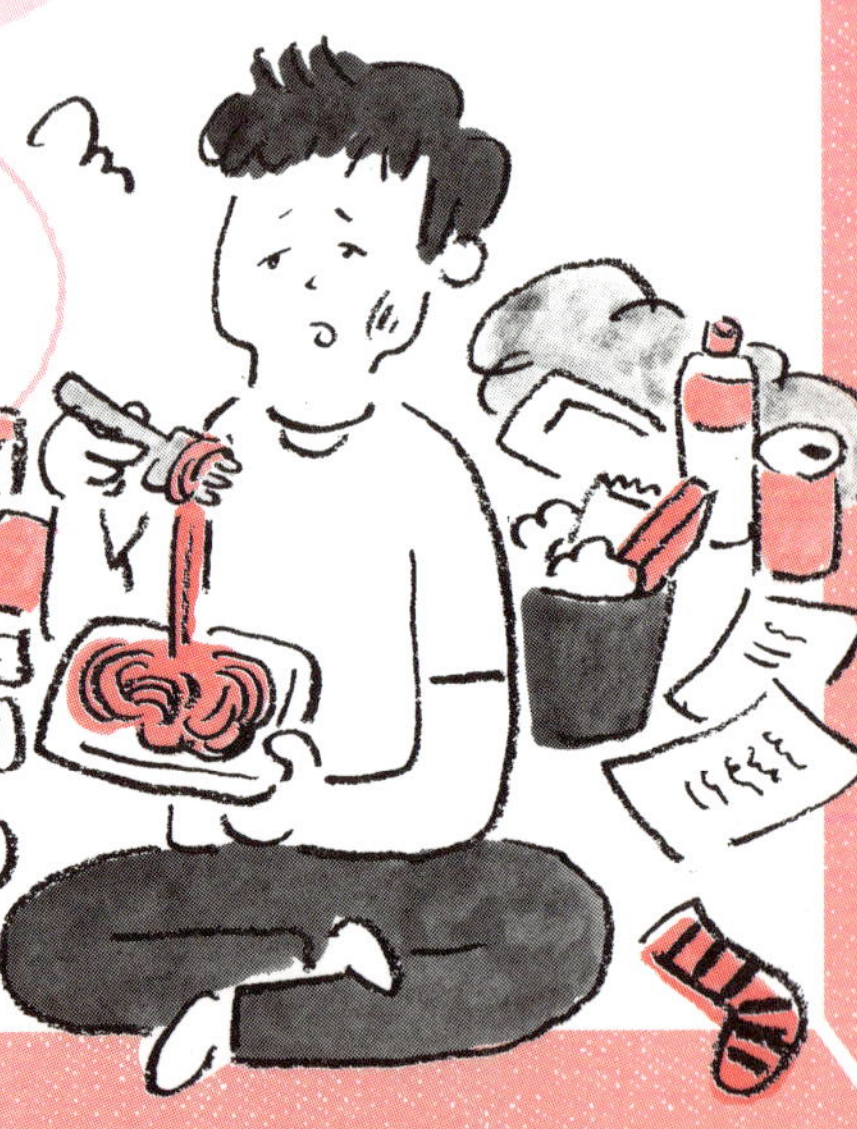

栄養失調で倒れ、単位もとれずに留年することに……。

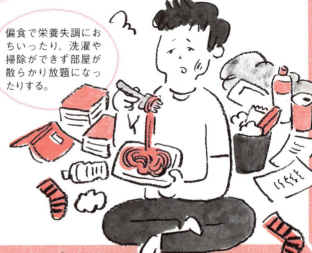

CASE

仕事や対人関係がうまくいかず、3年目で出社拒否状態に……

新卒で就職したＢさん。最初の会社を半年で退社してしまう。

第二新卒枠で再就職。３年目に突入するが、**仕事や対人関係がうまくいかない**。

仕事で

臨機応変な対応が苦手。同じミスをくり返す、指示がないと動けない、などの注意を受け、**「努力不足」のレッテルをはられる**。しかし、本人はピンとこない。

勤務時間はあらゆることに全力投球。上手に手を抜くことができない。

対人関係で

まわりの人の気持ちには無頓着。本人はごくふつうに答えたつもりなのに、**相手が怒ってしまうこともしばしば**。

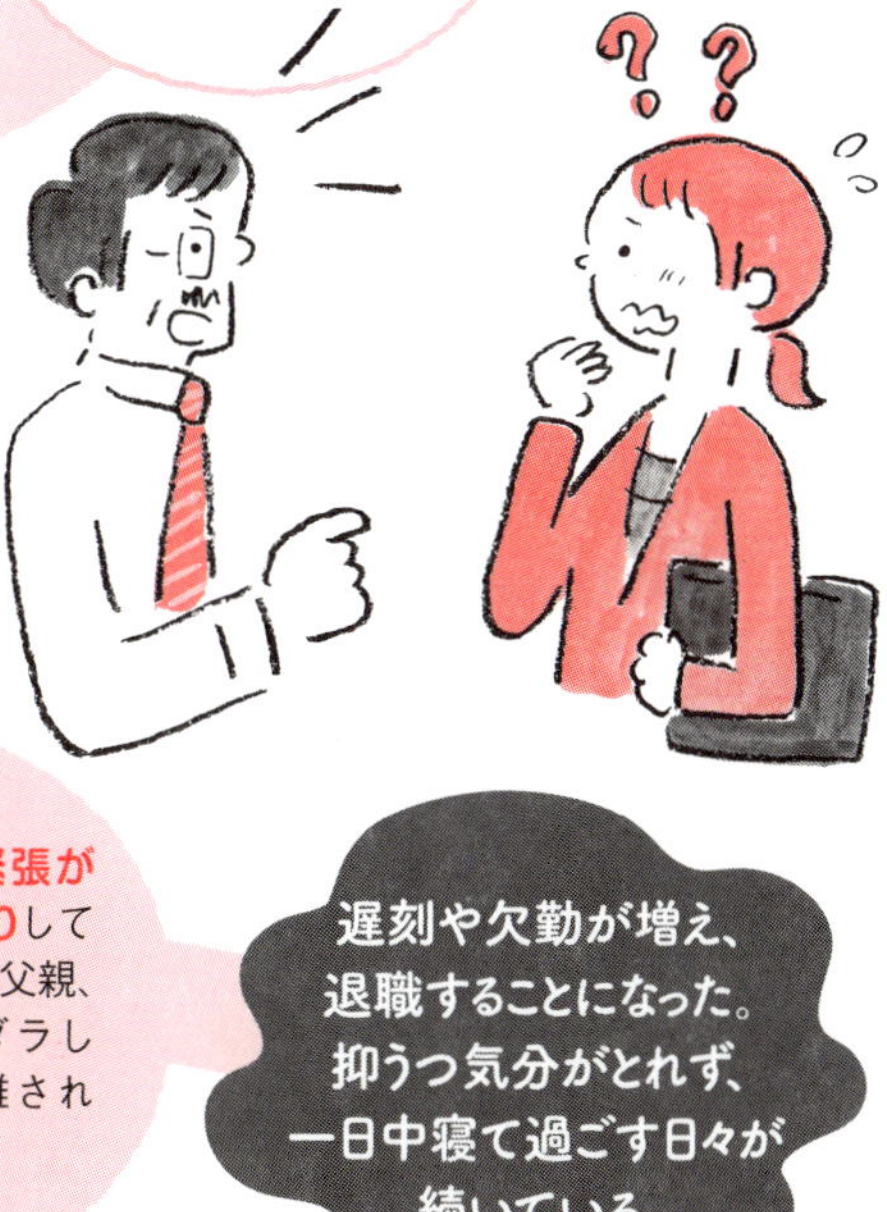

職場の人間が次第に離れていく。仕事でも人に頼ることができなくなっていく。

家庭で

家に戻ると、**緊張が途切れてぐったり**してしまう。しかし、父親、母親に「ダラダラしている」と非難されてしまう。

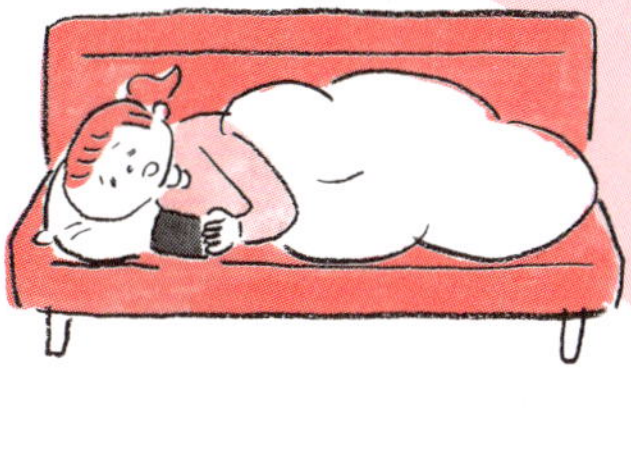

遅刻や欠勤が増え、退職することになった。抑うつ気分がとれず、一日中寝て過ごす日々が続いている。

成長過程のどこかで、認知の問題から生活に支障が出る

発達障害には3種類ある

発達障害とは、発達過程のどこかで問題が生じること。幻覚や妄想をともなうような精神病的症状ではなく、理解や行動プロセスなど認知の偏りが要因です。ADHD、自閉症スペクトラム障害、LDの３つがあり、重複する場合も。本来は小児で見つかりますが、大人になってからわかることもあります。

多動で落ち着きがなく、不注意で、もの忘れが多い

ADHD
（注意欠陥・多動性障害）

知能発達に遅れがないのに「多動」「不注意」「よく考えずに行動する」の３つの特性をもつ。LDなどの障害をあわせもつことも。

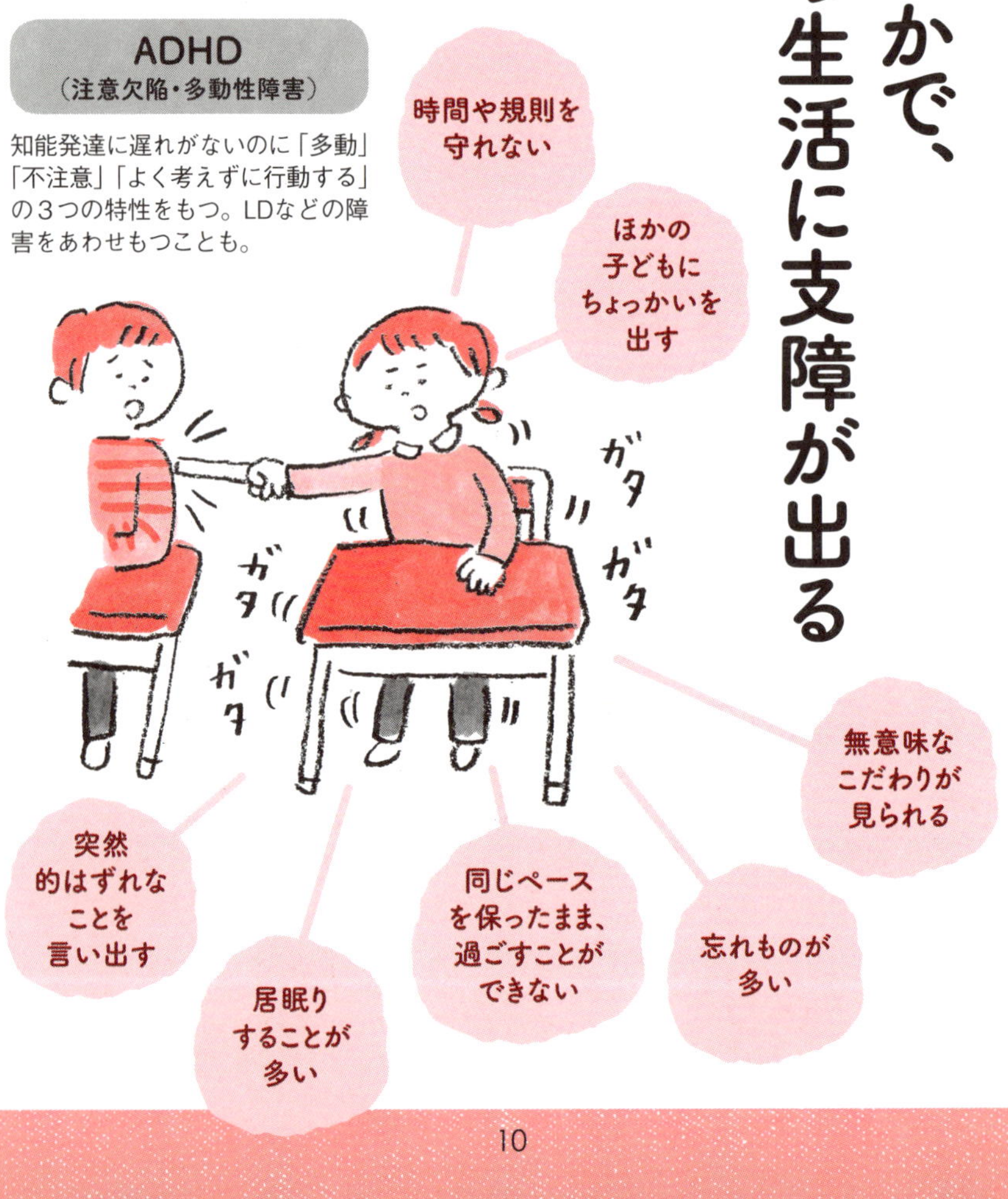
時間や規則を守れない
ほかの子どもにちょっかいを出す
ガタ
ガタ
ガタ
ガタ
無意味なこだわりが見られる
突然的はずれなことを言い出す
居眠りすることが多い
同じペースを保ったまま、過ごすことができない
忘れものが多い

自閉症スペクトラム障害（ASD）

対人関係やコミュニケーションに問題が起こりやすい

「人とのかかわりが苦手」「人とコミュニケーションがうまくとれない」「こだわりが強い」。目や耳など感覚が過敏なケースも多い。

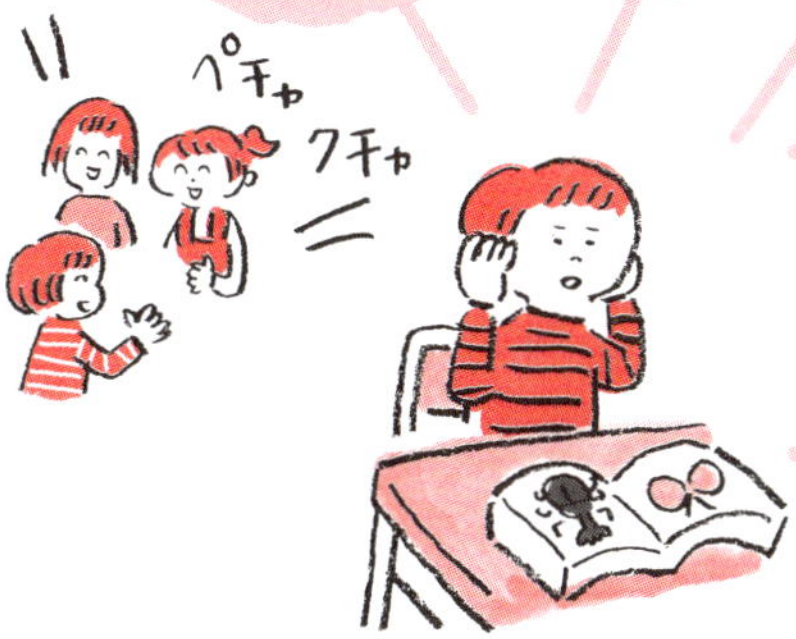
ペチャ
クチャ
ひとつのことに熱中しやすい
興味のあることしかできない
目が合っても視線が合わない
音や触られることに過敏である
ものごとの重要性がわからない
他人とかかわろうとしない
順番や数字へのこだわりが強い

LD（学習障害）

「読む」「書く」「計算する」など学習能力や機能がうまく働かない

知能は正常なのに「聞く」「話す」「読む」「書く」「計算」「推論」のうちひとつ以上の能力に障害がある。ほかの障害をともなうことも。

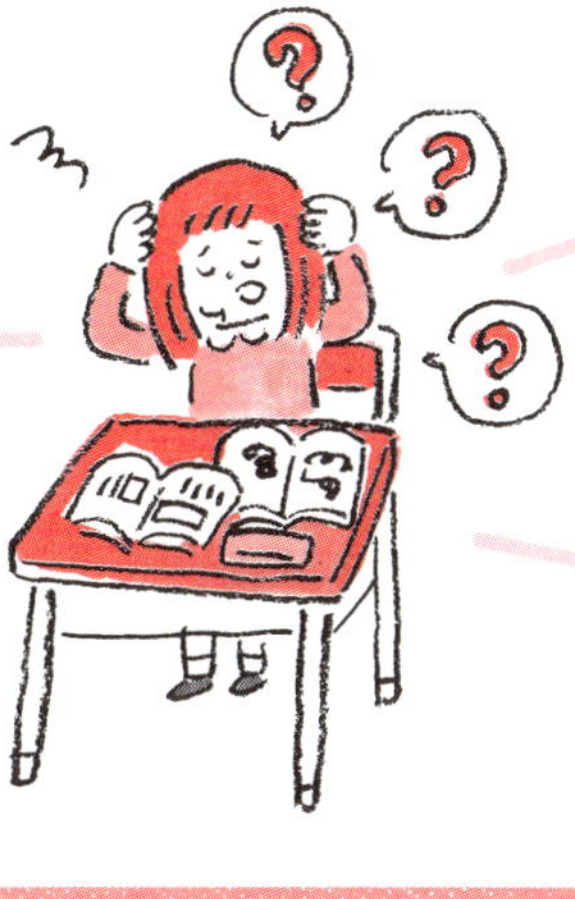
バランス感覚が乏しい
数字がわからない
読むことができない
書きとることができない
計算や推論ができない

育児法や性格、環境のせいではない

脳や神経系の障害

発達障害は、脳や中枢神経の障害です。脳や中枢神経には、感覚器官から受けとった情報を処理し、それに応じた指令を全身に送る働きがあります。発達障害がある人はこの機能に問題があるため、ものの見方や考え方など認知能力の発達が遅れ、生活・学習面で問題が生じるのです。

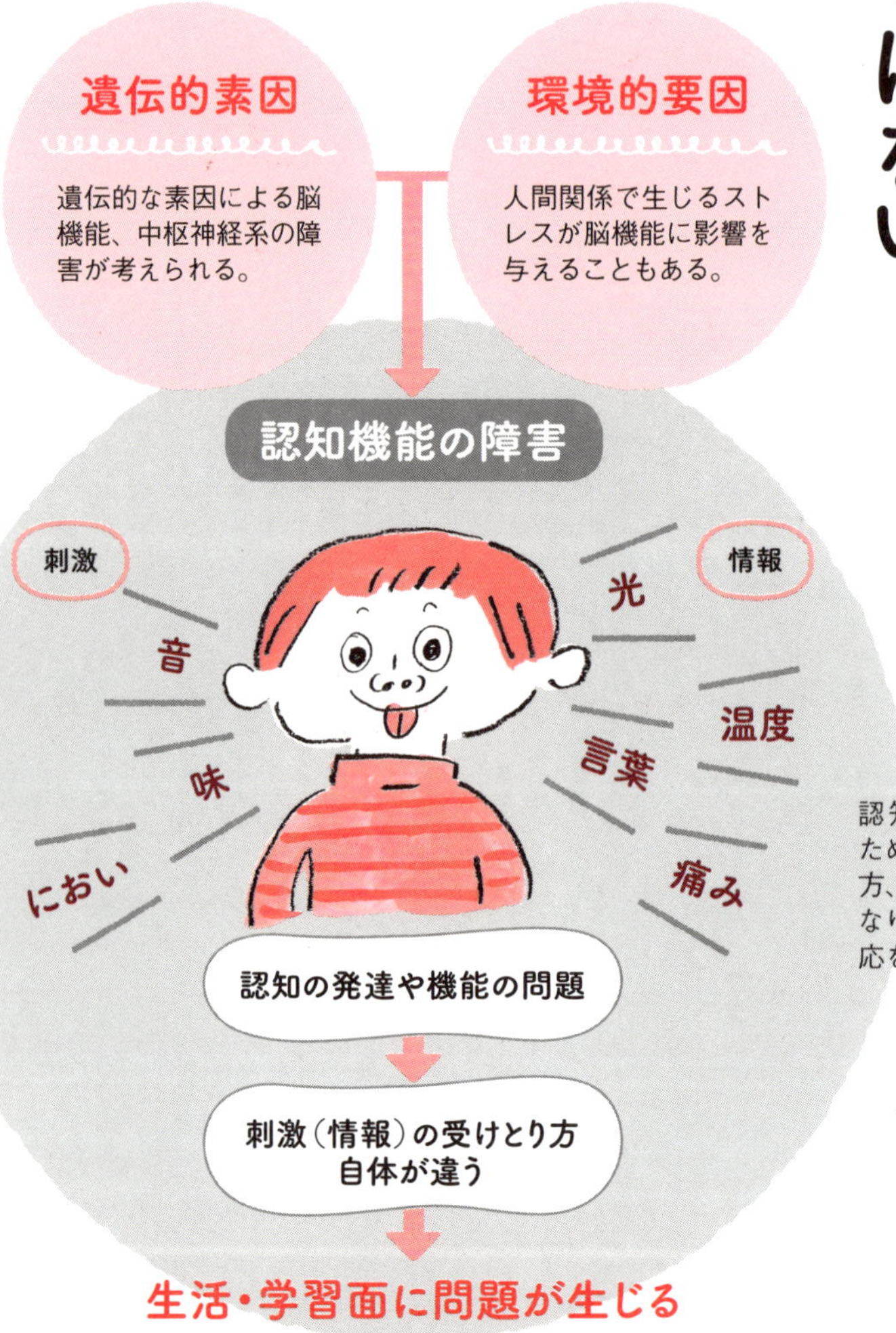
遺伝的素因
遺伝的な素因による脳機能、中枢神経系の障害が考えられる。
環境的要因
人間関係で生じるストレスが脳機能に影響を与えることもある。
認知機能の障害
刺激
情報
音
光
温度
味
言葉
におい
痛み
認知の発達や機能の問題
刺激（情報）の受けとり方自体が違う
生活・学習面に問題が生じる

認知機能自体が違うため、情報の受けとり方、処理のしかたが異なり、他人とは違う反応をしてしまう。

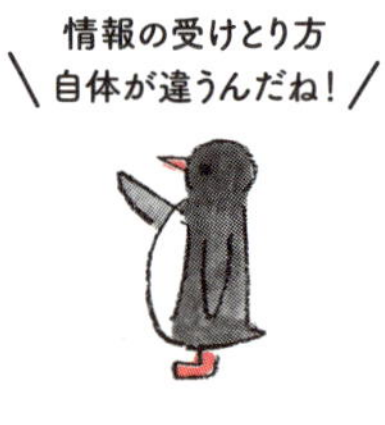
情報の受けとり方自体が違うんだね！

社会生活で問題になるかどうかが重要

「発達障害」は、社会でうまくいかない「社会機能障害」を表す診断名。誰でもADHDや自閉症スペクトラムに近い傾向はあります。男性に多い「共感性に乏しい理論派」は自閉症スペクトラム的。片づけられず不注意な人はADHD的といえます。生活に支障が出なければ、受診することもありません。生活につまずき、受診し、基準に該当した人が「障害」と診断されます。実際には15人にひとり程度の割合で発達障害が見られます。

「発達障害とはいわない」

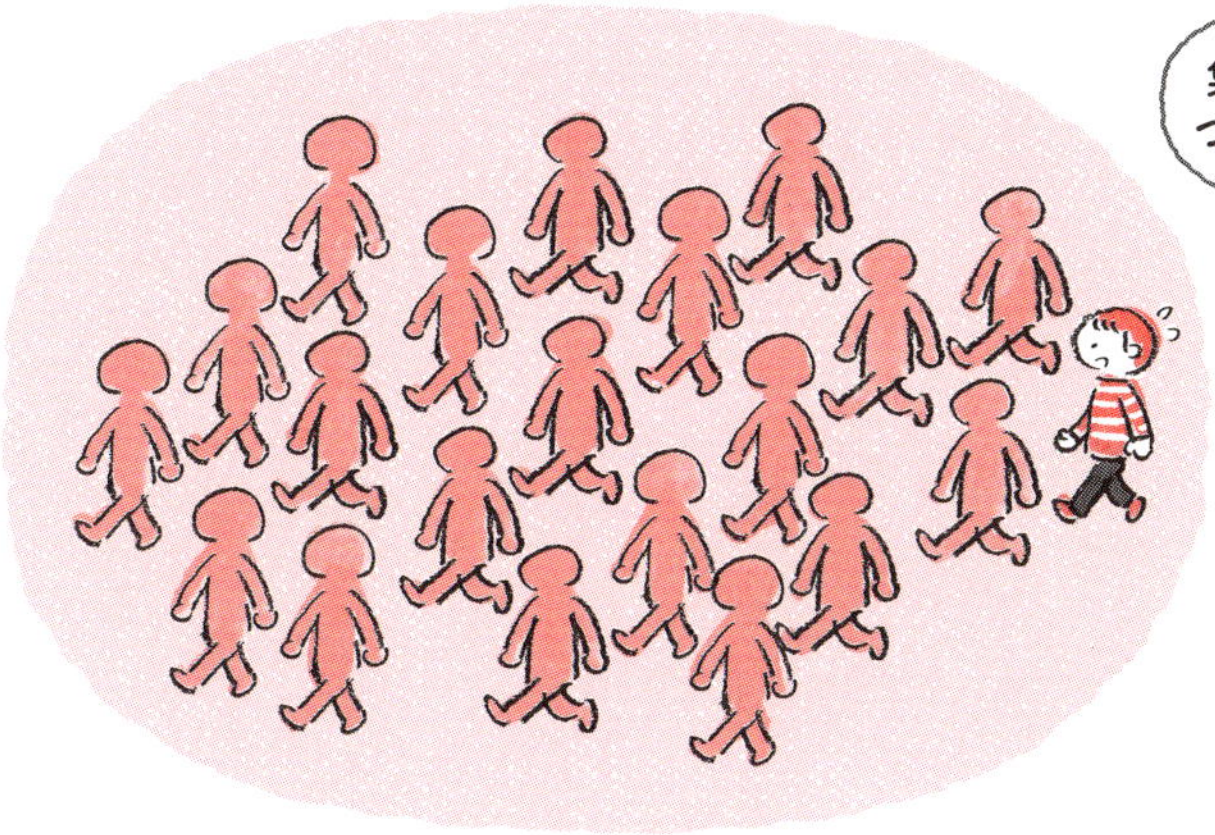

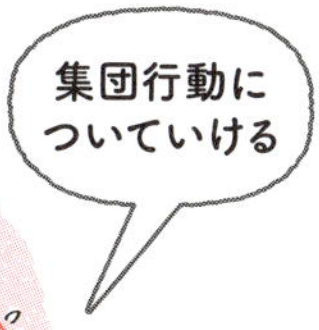
集団行動に
ついていける

集団に加わる意思があり、遅れたり、失敗したりしながらも周囲に合わせ、行動できる。

「発達障害だと診断される」

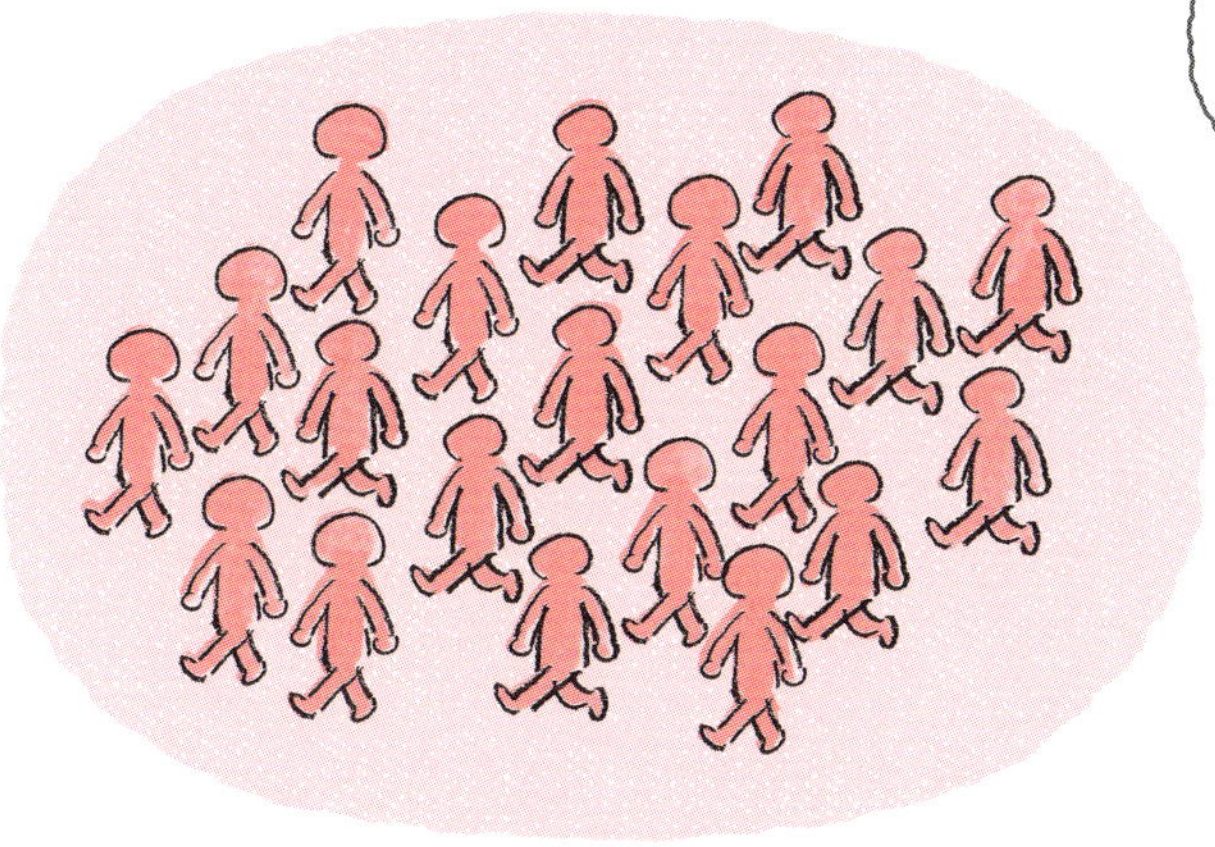

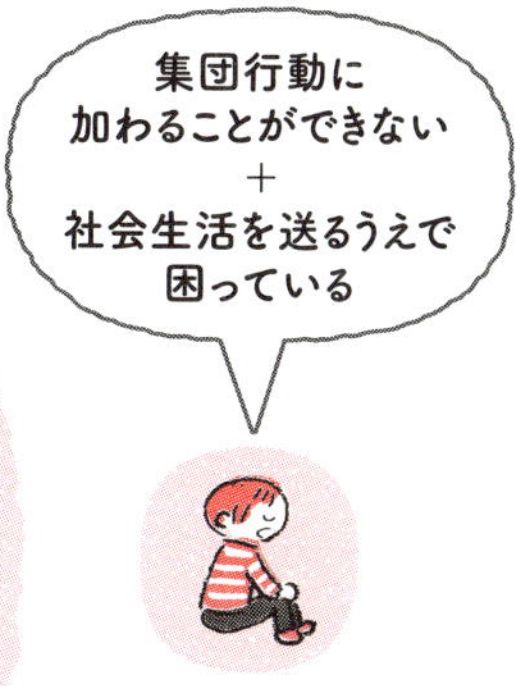
集団行動に
加わることができない
＋
社会生活を送るうえで
困っている

集団に加わることができない。ひとりで違うことをしていても平気。社会生活に支障が出る。

家庭や学校では見過ごされてきた。社会に出たときにつまずきやすい

発覚時期は障害の程度で異なる

発達障害の現れ方は障害の種類や程度で異なります。生後すぐにはわかりませんが、乳幼児期に言葉の遅れや特徴的反応を示すことがあります。重症な場合、集団生活になじめず学童期に診断されます。軽症の自閉症スペクトラム障害では、大人になるまでまったく気づかれないこともあります。

各発達障害の発覚時期と特徴

	LD	自閉症スペクトラム障害	ADHD
乳幼児～幼児期前半		・２歳前後から、言葉の遅れなどが始まる。 ・３歳くらいから感覚過敏による「かんしゃく」が見られるようになる。	
幼児期後半～学童期	・個々に症状の出方は大きく異なる。ADHD や自閉症スペクトラム障害を合併することが多い。	・自閉症スペクトラム障害のなかでも、知的障害をともなうものなど、より重症度の高いものから見つかりやすい。	・４～７歳くらいまでに、症状がはっきり出る。 ・LD をともなうケースが６割、不安障害や気分障害をともなうケースが２～７割。
思春期		・本人をとりまく社会的環境が複雑になるにつれ、生活に問題が起こり始める。	・７歳までに見過ごされてしまった場合、12歳くらいで気づかれることが多い。
大人		・比較的軽度の自閉症スペクトラム障害の場合、ひとり暮らしを始めたり、就業したりするなどを機に、問題が生じやすい。	

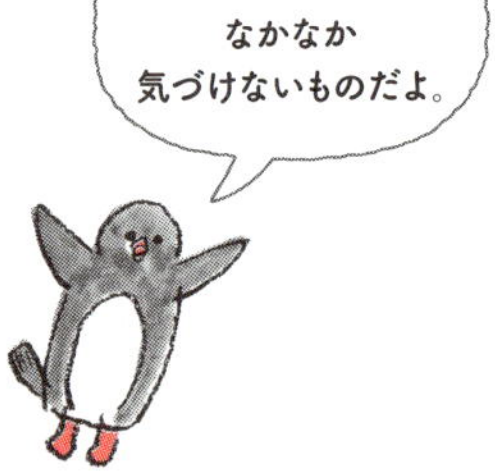
家庭だけでは
なかなか
気づけないものだよ。

深刻化しやすい自閉症スペクトラム障害

自閉症スペクトラム障害とは、かつて「自閉症」「アスペルガー症候群」「広汎性発達障害」など細かく分類されていたものの総称。アメリカ精神医学会の改定で、ひとつの連続体（スペクトラム）と見なされるようになりました。程度差があり、軽度の場合、学校や家庭では見過ごされがちです。大人になり、教師や親から離れ、ひとり立ちしたときに、社会に適応できず、うつなどをきっかけにして診断を受ける人も多くいます。

自閉症スペクトラム障害 3つの特性

1 社会的なやりとりの障害

社会的な対人関係を築くことが難しい。

→P18

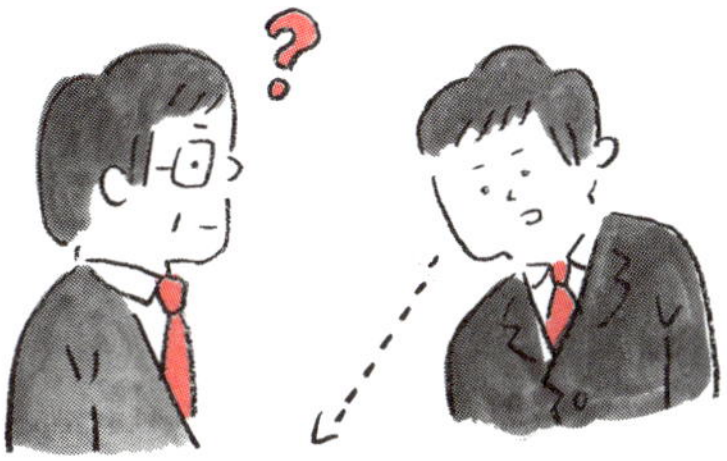

2 コミュニケーションの障害

他人とコミュニケーションをとるのが難しい。

→P20

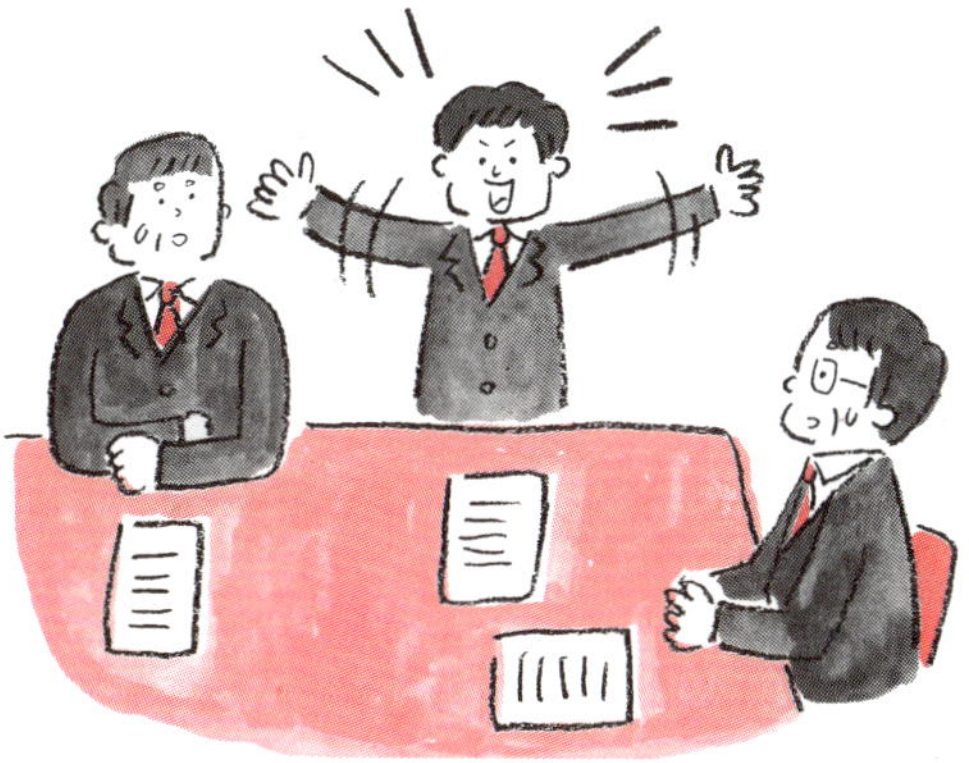

3 こだわり行動

活動や興味の範囲が狭く、こだわりが強い。

→P22

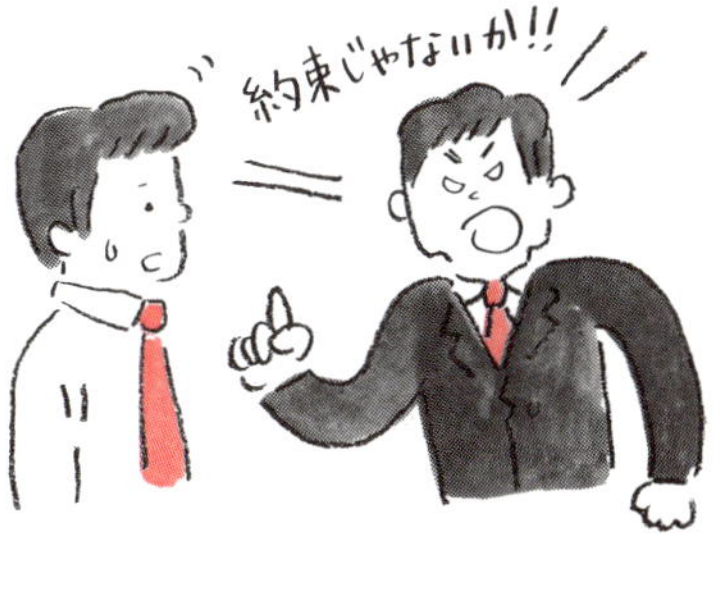

人に対する関心が薄く、こだわりが強い

社会生活を送れない

知的障害をともなわない軽度の人が問題になりやすい

自閉症スペクトラム障害の特性は、社会的コミュニケーションの障害と強いこだわりですが、こうした症状は軽度の場合、個性と見られ、学校や家庭で守られている子ども時代には気づかれないこともあります。

知的障害をともなわないアスペルガー症候群

とくに見過ごされがちなのが、かつて「アスペルガー症候群」と診断されていたタイプ。自閉症スペクトラム障害のなかで、知的障害をともなわない軽度のものをアスペルガー症候群と分類していました。近年アメリカ精神医学会の基準がかわり、自閉症やアスペルガー症候群などをひとつの連続体（スペクトラム）として診断することになったのです。これには、次のような経緯があります。

あるとき、アメリカの大学病院でアスペルガー症候群についての調査が行われたところ、患者さんの割合が病院によって大きく異なっていま

アスペルガー症候群のおもな特性

1 対人行動

相手の気持ちや、状況を考えられず、マイペース。
思いついたことを一方的に口に出し、周囲から勝手だと思われやすい。

2 言葉の発達

言葉の遅れはない。子どもの頃から難しい言葉を使いたがり、大人びた言い方をする。
冗談はわかるが、皮肉は理解しづらい。

3 行動

気になることがあると、くり返し言う。パターン化した言動が多い。
自分のルールを他人にも強要する。融通のきかなさが目立つ。

4 その他

ADHDと同じような障害が見られる。手先が不器用で、文字が乱雑。文字の覚えは早い。
被害者的言動が見られることも。

した。同じような症状でもアスペルガーという診断名を用いるかどうか、病院によってばらつきがあったのです。こうしたことからアメリカ精神医学会では、アスペルガー症候群を自閉症、広汎性自閉症とともに、濃淡の異なるひとつの連続体（スペクトラム）として捉えることになりました。

いまでも一般的にアスペルガー症候群という名称は、知的障害をともなわない軽度の自閉症に用いられますが、診断上は自閉症スペクトラム障害とし、程度や症状を個別に補足する方法がとられています。

大人になるまで困らなかったともいえる

アスペルガー症候群では、大学に入ってひとり暮らしを始めたり、社会に出て働き始めたりしたとき、問題を抱える人がいます。多くの場合、対人関係のストレスやトラブルが原因で、うつなどの二次障害を発症し、医療機関を訪ねて「発達障害」の診断を受けます。

大人になって初めて下される診断には、本人も家族も戸惑いを覚えるものです。しかし、これまでわからなかったということは、軽度だということでもあります。症状が重い場合、小中学生のうちに診断が下されます。

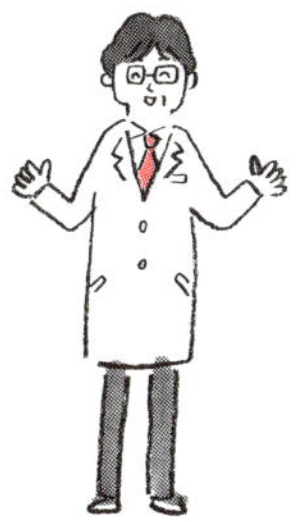
アスペルガーの論文で、
自閉症の概念も
大きく変化しました。

小児科医ハンス・アスペルガーが発見した自閉的精神病質

アスペルガーとは人名です。自閉症が児童精神科医カナーにより発見された翌年（1943）、小児科医ハンス・アスペルガーが児童の自閉的精神病質（コミュニケーション障害や人とは異なる関心など）を指摘したことに始まります。

自閉症スペクトラム障害の基本的特性❶

社会的なやりとりの障害。友だち、恋人とうまくつき合えない

自閉症スペクトラム障害にもっとも顕著な特性は、社会的なやりとりがうまくいかないこと。多くの場合、対人トラブルやストレスから二次障害を発症して、医療機関を訪ねます。

他人への関心や愛着の感情がほとんどない

社会でのやりとりが苦手という人はたくさんいますが、とくに自閉症スペクトラム障害の場合、根本にあるのは「人への無関心」。他人への関心が薄く、人への愛着がとても少ないので、他人の心の動きがわからなかったり、相手の気持ちを推し量り、先まわりして行動したりすることができません。「友だちのためになにかしよう」「こんな言葉をかけて励ませば喜ぶだろう」などとイメージすることができないのです。

「自分が言われたときの気持ち」もわかりません。「太っていますね」など、思ったことをそのまま口に出してしまい、相手を怒らせてしまう

「社会的なやりとりの障害」のチェックリスト

- □他人と目を合わせられない。
- □名前をよばれても反応しない。
- □ひとりでいても さみしがったりしない。
- □相手に合わせて 行動することができない。
- □状況を読みとって 行動することができない。
- □自己主張が強く、 一方的な行動が目立つ。
- □自分がわかっていることは 相手に説明しない。

ことがあります。

自分がわかっていることは相手もわかっていると思っている

自閉症スペクトラム障害がある人は相手の立場でものを考えることが苦手で、自分の思うことは相手も当然そう思っていると考えます。このため、周囲の人はみんな、自分のルールに合わせるのが当然だと考える傾向があります。

例えば、ひとつの鍋をみんなでつついているときに、肉が好きだからとひとりで肉を全部たいらげてしまい呆れられたりします。また、他人のパソコンでも、使われていなければ自分が使ってもいいと思い、無断で使用して怒られたりすることも。周囲には自分勝手な人間だと思われがちですが、本人はなにがいけないのか理解できません。

友だちや恋人とのあいだにもトラブルが生じます。悩みや相談事を打ち明けられているのに、相手の気持ちが理解できずに黙りこんでしまうこともあります。相手に「少しはなにか言ってよ」などと言われると、なにを言っていいかわからずパニックになり、かんしゃくを起こしたり、ときには暴力に走ったりすることさえあります。人への想像力が欠けていることが大きな原因です。

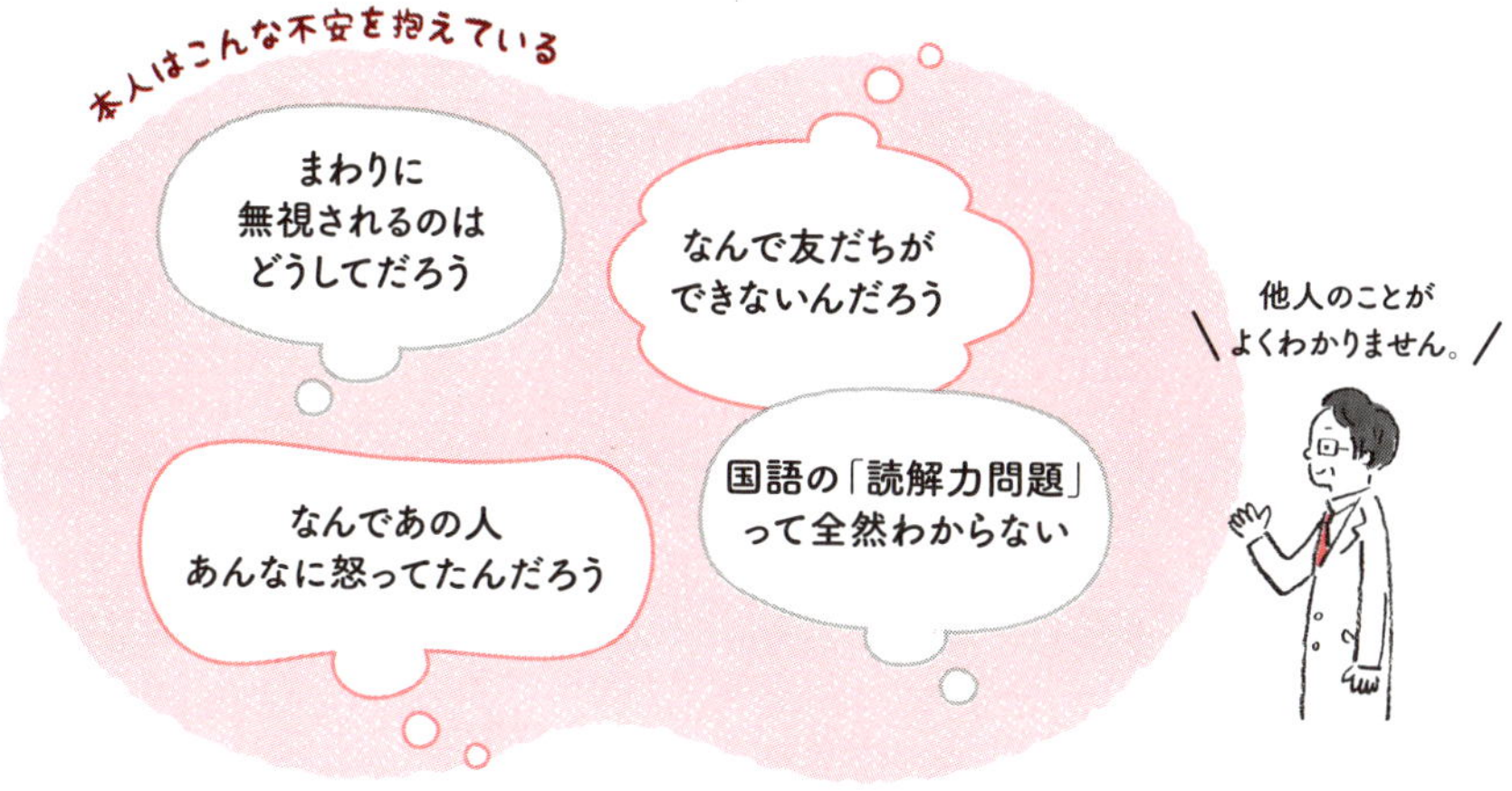
本人はこんな不安を抱えている
まわりに無視されるのはどうしてだろう
なんで友だちができないんだろう
なんであの人あんなに怒ってたんだろう
国語の「読解力問題」って全然わからない
他人のことがよくわかりません。

自閉症スペクトラム障害の基本的特性❷

コミュニケーションの障害。あいまいなやりとりが困難になる

自閉症スペクトラム障害のふたつ目の特性には、言葉や表情などを介したコミュニケーションの障害があげられます。

言葉の遅れは、アスペルガー症候群ではあまり見られない

一般に自閉症スペクトラム障害には言葉の遅れが見られます。が、アスペルガー症候群の場合には言葉の遅れは見られないことのほうが多く、言葉の習得が早い傾向が見られます。イントネーションやリズムなど、話し方にも不自然な点は見られません。また、知的障害をともなう場合によく見られる「言われた言葉をそのままくり返す（オウム返し）」という症状もほとんどないため、発達障害と気づきにくい場合があります。アスペルガー症候群に多いのは、幼い頃から難しい言葉や漢字熟語、英語表現などを好んで用いること。年に似合わない型にはまった大人びた言葉を用いることもあります。

「コミュニケーションの障害」のチェックリスト

- □ 表情から気持ちをくみとれない。
- □ 例え話を理解するのが難しい。

［以下、アスペルガー症候群に多く見られる］

- □ 難しい言葉や漢字・英語の表現を好んで使う。
- □ 言外の意味は理解しにくい。
- □ 代名詞を理解することが難しい。

［以下、アスペルガー症候群では少ない］

- □ 発達段階での言葉の遅れが見られる。
- □ 言われた言葉をそのままくり返すオウム返しが多い。

相手の表情から気持ちをくみとることが難しい

自閉症スペクトラム障害ではコミュニケーションに多くの困難を生じます。例えば、表情から気持ちをくみとることが苦手なので、怒った表情で「勝手にしなさい」と言っても、怒られていることがわからずに「それなら勝手にしよう」と受け止めてしまいます。また、「目がまわるほど忙しかった」「心臓が止まるかと思った」と言うと、本当に目がまわったり心臓が止まったりするのではないかと思い「病院に行ったら」などと返したりします。

空気を読むことを求められる日本社会ならではの難しさもあります。日本人は、成長の段階で、言葉に表さない暗黙のルールや、阿吽《あうん》の呼吸によるコミュニケーション方法を自然に体得していきます。しかし、自閉症スペクトラム障害がある人は、人の気持ちを想像することが苦手でひとつひとつ説明してもらわなければ理解できません。

さらに日本では「そんなこと」「あんなふうに」など「こそあど言葉」が多用されますが、自閉症スペクトラム障害がある人は、具体的な名詞を言ってもらわないと、なにを指しているのかわかりません。会話を理解しようと集中するだけで神経を使い、疲れてしまいます。

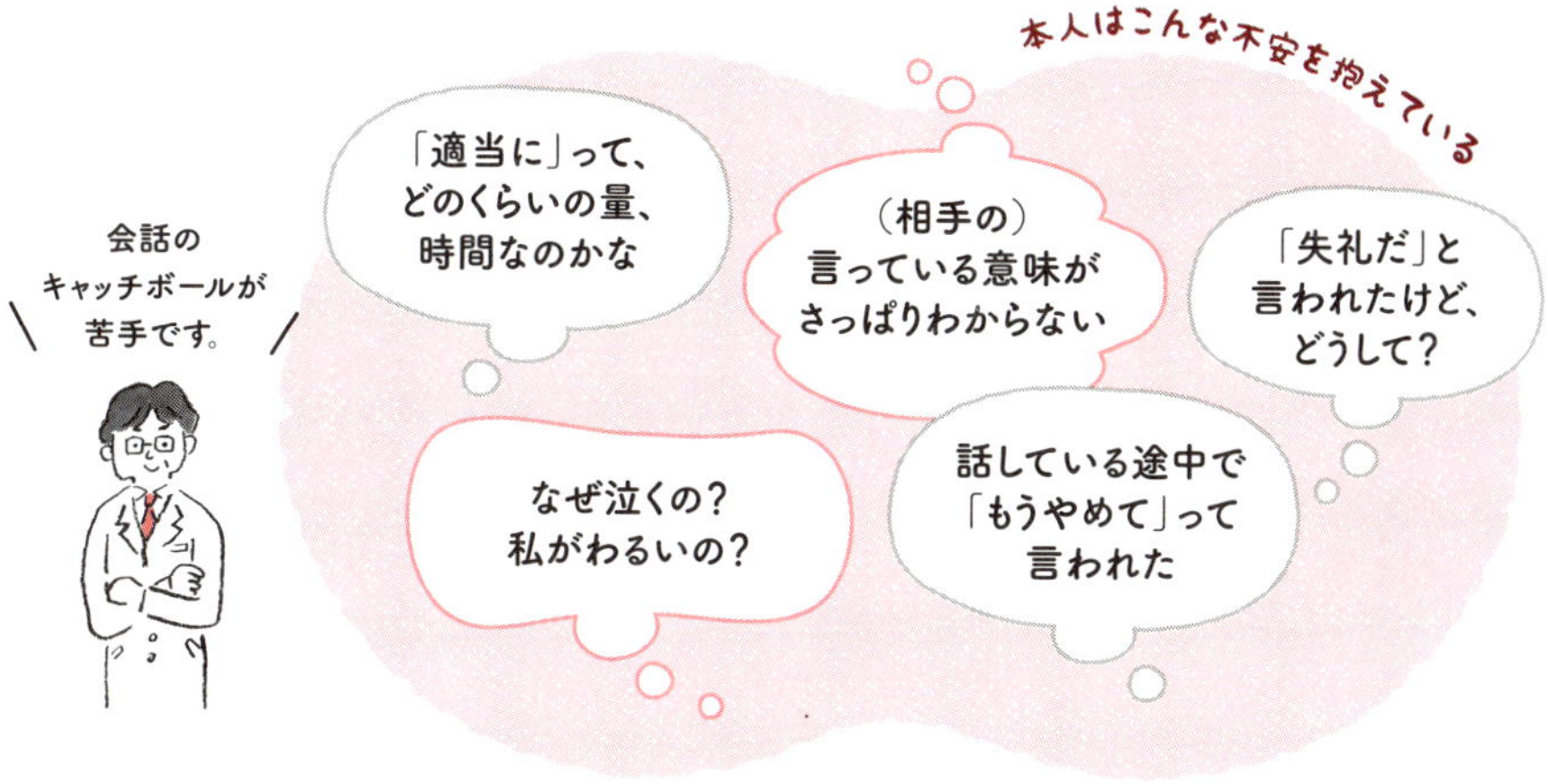
本人はこんな不安を抱えている
会話のキャッチボールが苦手です。
「適当に」って、どのくらいの量、時間なのかな
（相手の）言っている意味がさっぱりわからない
「失礼だ」と言われたけど、どうして？
なぜ泣くの？私がわるいの？
話している途中で「もうやめて」って言われた

自閉症スペクトラム障害の基本的特性❸

こだわり行動が見られる。場にそぐわない言動が多い

自閉症スペクトラム障害に見られるもうひとつの特性は「こだわり行動」です。注意を向ける対象が狭く、ひとつのものに過集中する傾向があり、極端なこだわりがある人だと見られています。

こだわらないと行動できない

幼い頃には電車や虫など特定のものに強い興味を示す特性があります。成長するにつれて趣味や仕事などにこだわりが移っていくこともあります。好きなことに集中すると、文字通り寝食を忘れて没頭し疲れを感じないので、睡眠不足や栄養失調になったり、トイレに行かず膀胱炎になったりすることさえあります。

強いこだわりは、生活のなかで大きな支障になることがあります。例えばスケジュールや一日の予定を決めると、なにがあってもそれをかえずにこだわり続けます。家族が倒れたりしても、「約束があるから」

「こだわり行動」のチェックリスト

- □ モノの収集癖がある。
- □ 好きなことだけに集中してしまう。
- □ 気になることを何度もしつこくくり返す。
- □ 順番や道順にこだわる。
- □ 予定がかわったり、行動を妨げられたりするとパニックを起こす。
- □ 過去のことにとらわれ、その通りでないと行動できない。

と、予定をかえず呆れられることもあります。また、ふだん家で出迎える母親がいないだけで、異常に不機嫌になったりします。

こうしたこだわりは、心の命綱のようなものです。自閉症スペクトラム障害がある人は想像力が働かないため、変化に大きな不安を感じるのです。あらかじめ決めた予定や「いつもと同じように」行動すればよいと思うことで不安が解消され、安心して行動できるというわけです。

行動を妨げられると、黙る、怒り出す

このため、突然の予定変更や、マイペースの行動が思いがけず妨げられたときには、周囲が驚くような反応を見せます。コミュニケーションがとれないことにいら立った友だちや恋人が感情をぶつけたときなどにも、同じような反応を示します。

典型的な反応は、「フリーズ」または「かんしゃく」。無言・無表情・無反応になるか、烈火のごとくいきなり立ち、大声を張り上げたり、暴力をふるったりするなど、手のつけられない状態になります。

どちらも、理解不能の状態に直面して脳が混乱し、なんとかして抜け出そうとしてもがいている症状。一時的な反応なので、落ち着けばケロッとして元の状態に戻ります。

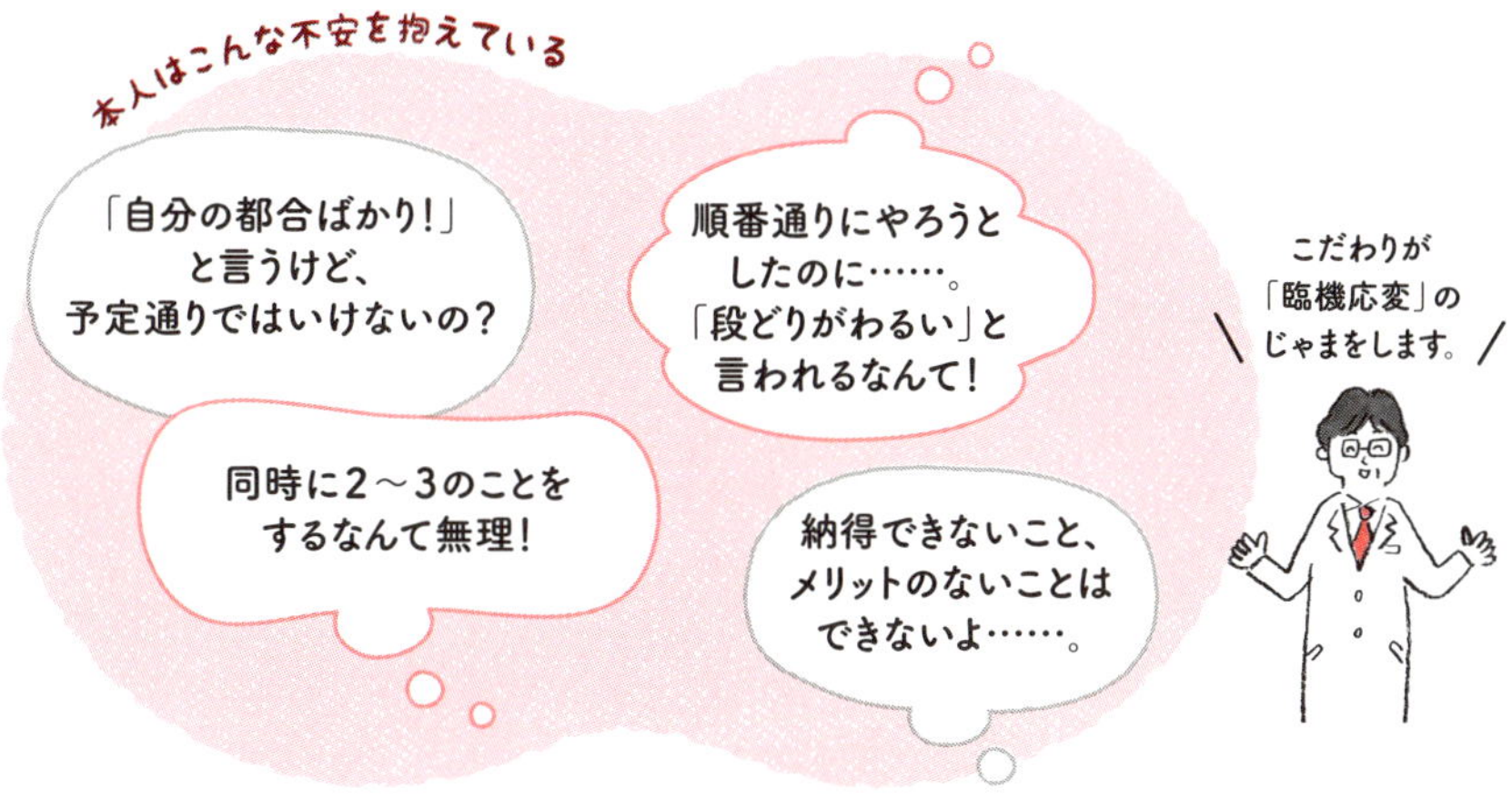
本人はこんな不安を抱えている
「自分の都合ばかり！」と言うけど、予定通りではいけないの？
順番通りにやろうとしたのに……。「段どりがわるい」と言われるなんて！
同時に2～3のことをするなんて無理！
納得できないこと、メリットのないことはできないよ……。
こだわりが「臨機応変」のじゃまをします。

新たにわかった特性

感覚器が鋭すぎる。音やにおい、光に過剰に反応する

近年、発達障害は脳の機能障害ということが少しずつ解明されてきましたが、それと同時に聴覚、視覚、嗅覚、皮膚感覚などの感覚器にも大きな違いがあることがわかってきました。

感覚の過敏性、過鈍性が新しい診断基準に加わった

２０１３年に改訂されたアメリカ精神医学会の精神疾患診断・統計マニュアル「ＤＭＳ－５」では、自閉症スペクトラム障害という概念が導入されるとともに、「感覚過敏または過鈍」という基準も加えられています。突然の大きな物音におびえたり、人よりも光のまぶしさを強く感じたり、また逆に、人よりも痛みを感じにくいなど、周囲の人と感じ方が大きく異なるようであれば、感覚過敏または過鈍と見られます。

場合によっては、ちょっとした気温や気圧の変化さえ敏感に感じとって体調に影響する人もいます。ただし、感覚過敏・過鈍については非常

「感覚過敏／過鈍」のチェックリスト

- □ 突然の大きな物音が苦手。
- □ 痛みに鈍感。
- □ 話し声が雑音に感じる。
- □ 音、光、においなどがとても気になる。

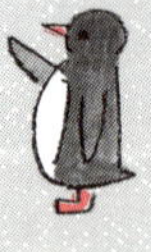

に個人差が大きく、まったく症状のない人もいれば、音だけ過敏という人もいます。程度にも現れ方にもばらつきがあるため、決めつけずに個別に対応することが必要となります。

たんに「カンが強い」という言葉で済まされてきた人も……

感覚器の過敏または過鈍という症状は、乳幼児の段階からあると考えられます。けれども、人は自分の感覚を他人と比べることができないため、周囲はもちろん本人も気づくことがありません。

これまで、発達障害がある子どもが些細な音におびえてパニックになったり、光が気になりまぶしすぎると訴えたりしても、「カンが強い」とか「わがまま」と言われ、親には「少しはがまんしなさい」とさとされることさえありました。なかには砂嵐状のノイズや強烈な光のコントラストを不快に感じながらも「みんながまんしているのだ」と思いこんできた人もいます。**こうした障害がコミュニケーション障害の一因となっている可能性も考えられます**。

現在、感覚過敏・過鈍は感じ方や聴覚・視覚などの問題ではなく、脳機能そのものの障害で、外部の情報の受けとり方が異なるのではないかと考えられるようになっています。

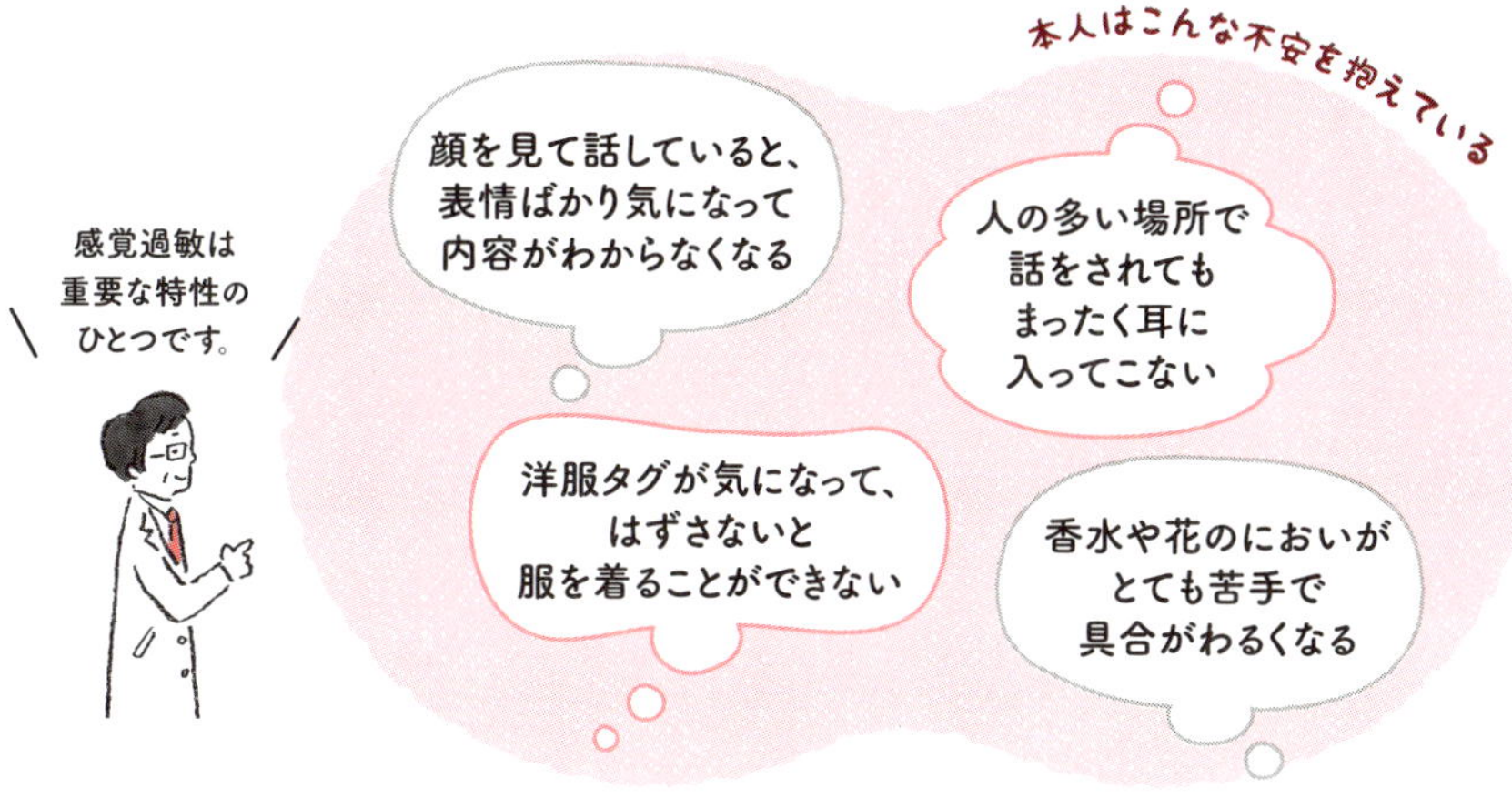
本人はこんな不安を抱えている
顔を見て話していると、表情ばかり気になって内容がわからなくなる
人の多い場所で話をされてもまったく耳に入ってこない
洋服タグが気になって、はずさないと服を着ることができない
香水や花のにおいがとても苦手で具合がわるくなる
感覚過敏は重要な特性のひとつです。

二次障害

何度も失敗、仲間はずれ……疎外感でうつなどを引き起こす

軽度の自閉症スペクトラム障害の場合には、規律を守れば大きな問題にならず、中学や高校くらいまでは乗り切れます。ただ、友人関係を築くことは難しく、集団生活ではしばしば問題が生じてしまいます。

からかわれたり、無視されたり……疎外感でつらくなる

社会的やりとりやコミュニケーションがうまくいかないことから、友だちのあいだで「かわりもの」と見られることが多く、からかわれ、いじめの対象になりがちです。人の気持ちを読むことが苦手なので、いじめられているのに気づかないこともありますが、**無視されたり仲間はずれにされたりすればなんとなくいやな感じは心に刻まれます**。

また、幼い頃から叱られてばかりで自己肯定感がもてないことも。勉強についていけなくなったり、運動が苦手だったりすることからも自信が失われていきます。こうしたことが積み重なり、情緒不安定や反抗的

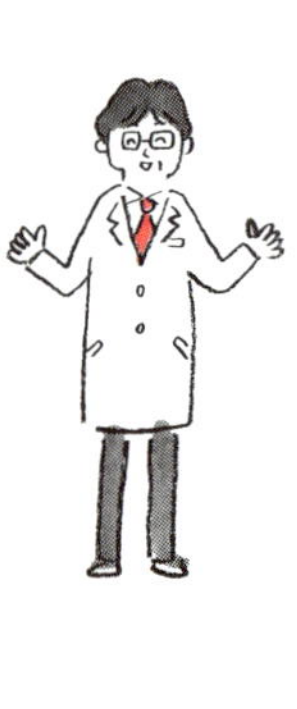

発達障害を得意とする
児童精神科医と、精神科医とで
並行して治療するのが
理想です。

になり、ひどいときには不登校や引きこもりになることもあります。

もっとも多いのがうつ。衝動的、反抗的な行動をとることも

大学生や社会人になると、現実はさらに厳しくなります。高校までのような規律的な生活を送れば済むわけではありません。複雑な社会生活に対応していかなくてはならないからです。コミュニケーションのトラブルから人の反感を買ったり、自己中心的な人間だと思われて孤立したりすることもあります。ひとり暮らしを始めると、家事や生活の段取りがわからずに行き詰まってしまいます。

発達障害が発覚するのは、こうした時期です。身体的、精神的にさまざまな二次障害が現れ、医師の受診を余儀なくされます。

二次障害のなかでももっとも多いのはうつ。自信がもてず、自己肯定感が失われてなにに対しても意欲がわかなくなってしまいます。

思春期には親や先生に対して反抗的な態度を示す「反抗挑戦性障害」がよく見られますが、このうち2～3割は、青年期から成人期にかけて「行為（素行）障害」に発展し、けんかや傷害、窃盗や性暴力など反社会的行動をくり返すとされています。また、摂食障害や睡眠障害、頭痛、腹痛などの身体的な二次障害に悩む人も珍しくありません。

おもな二次障害

- うつ
- 統合失調症
- 反抗挑戦性障害
- 摂食障害
- 頭痛、腹痛
- 強迫性障害
- 引きこもり
- 行為（素行）障害
- 睡眠障害

二次障害の治療
→P84

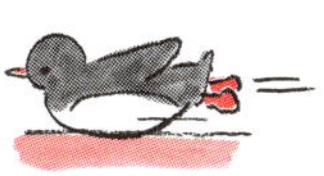

診断の経緯

精神科に行き、二次障害の治療からわかることも多い

発達障害がある大人が初めて病院を受診するのは、多くの場合二次障害がきっかけです。最近ではマスコミでもとり上げられ、自分が発達障害ではないかと疑う人も増えてきましたが、それでもやはり、最初はうつなどを主訴として受診するケースが目立ちます。

医師に発達障害の知識があった場合、指摘することがある

発達障害は本来小児の分野なので、18歳までは小児神経科、児童精神科が診察します（P80）。大人の精神科や心療内科では、発達障害の知識をもつ医師はかぎられています。うつなどの症状で、大人が精神科や心療内科を受診した場合、根底にある障害を見抜けないことがあります。社会人では会社の産業医に相談するケースもあります。産業医の専門が精神科だったとしても、知識がなければ発達障害には気づきません。このため、多くはうつや摂食障害などの二次障害の治療にとどまっ

DSM－5における自閉症スペクトラム障害の診断基準

（A～Dを満たしていること）

A　社会的コミュニケーションおよび相互関係における持続的障害

- □ 社会的・情緒的な相互関係の障害。
- □ 他者との交流に用いられる非言語的コミュニケーションの障害。
- □ 年齢相応の対人関係の発達や維持の障害。

基準は今後もかわっていく可能性があります！

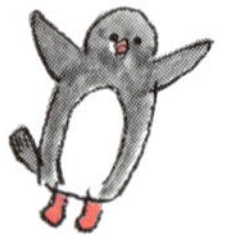

てしまいます。根本的な治療ができず、症状は何度もくり返されます。

何度もくり返す症状をみているうちに、医師が発達障害に気づくこともあります。医師によっては、自分は二次障害の治療のみを行い、発達障害の治療は児童精神科に委ねるなどして、二人三脚の柔軟なサポート体制をとってくれることもあります。

ADHDとの合併も多い。幼少期からの連続性が問われる

例えばうつで受診した場合でも、精神科の医師は、裏にほかの病気が隠れていないかを探ります。自閉症スペクトラム障害のチェックは、下記のようなDSM－5の診断基準を用いて「社会的コミュニケーションの障害」や「強いこだわり」の程度を調べます。また発達障害を正確に知るには、幼少期からの連続性など、成育過程の情報も大切な要素です。

自閉症スペクトラム障害では、ADHDがある人も多く見られます。根本にある発達障害を知っておくことは治療方針を立てるうえで重要です。そのうえで二次障害の症状を治療しながら、発達障害の治療を進めていきます。

治療の目的は、あくまで日常生活をふつうに送れるようにすること。

職場に適応して自分の能力をいかせるようになることを目指します。

B　限定された反復する儀式の行動、興味、活動（以下の2点以上の特性で示される）

- □ 常同的で反復的な運動動作や物体の使用、あるいは話し方。
- □ 同一性へのこだわり、日常動作への融通のきかない執着、言語・非言語上の儀式的な行動パターン。
- □ 集中度・焦点づけが異常に強くて限定的であり、固定された興味がある。
- □ 感覚入力に対する敏感性あるいは鈍感性、あるいは感覚に関する環境に対するふつう以上の関心。

C

- □ 症状は早期発見の段階で必ず出現するが、後になって明らかになるものもある。

D

- □ 症状は社会や職業その他の重要な技能に重大な障害を引き起こしている。

（「DSM-5 精神疾患の診断・統計マニュアル」医学書院　より）

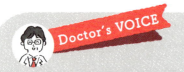

Doctor's VOICE

診断基準と法律の成立で発達障害の概念が広まった

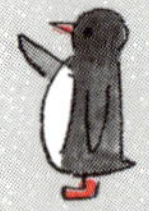

診断基準はふたつある

一般的に用いられている発達障害の国際診断基準には、アメリカ精神医学会のDSM−5と世界保健機構（WHO）のICD−10のふたつがあります。診断基準や診断名にそれぞれ異なるところもあります。

Part1で触れたように、DSM−5では、従来使われてきたアスペルガー症候群という診断名は用いず、自閉症、アスペルガー症候群などをひとつの連続体とする「自閉症スペクトラム障害」という基準を設けています（P16）。一方ICD−10では、アスペルガー症候群はひとつの障害として診断基準が設けられています。

日本でもふたつの基準が用いられ、どちらを使うかは医師や医療機関によって異なります。

2005年の法律で認知された

発達障害という概念が日本で初めて導入されたのは、2005年の「発達障害者支援法」です。

当時、国の支援は知的障害者にかぎられ、知的障害のない発達障害は対象外でした。ところが知能発達に遅れはないものの学習や行動に配慮を要する「発達障害などの」児童が6.3％いることが判明したため、国は医療・教育機関への周知をはかるなどサポート体制を整備。発達障害は社会に認知され始めます。

翌年には国連で「障害者の権利に関する条約」が採択。2013年には国内で「障害者差別解消法」が制定されるなど、障害者支援の環境整備が進みました。

発達障害という概念が社会に定着する背景には、こうした法整備が不可欠だったといえます。

Part2

自閉症スペクトラム障害の特性

子ども時代をふり返り、本人が見ている世界を理解する

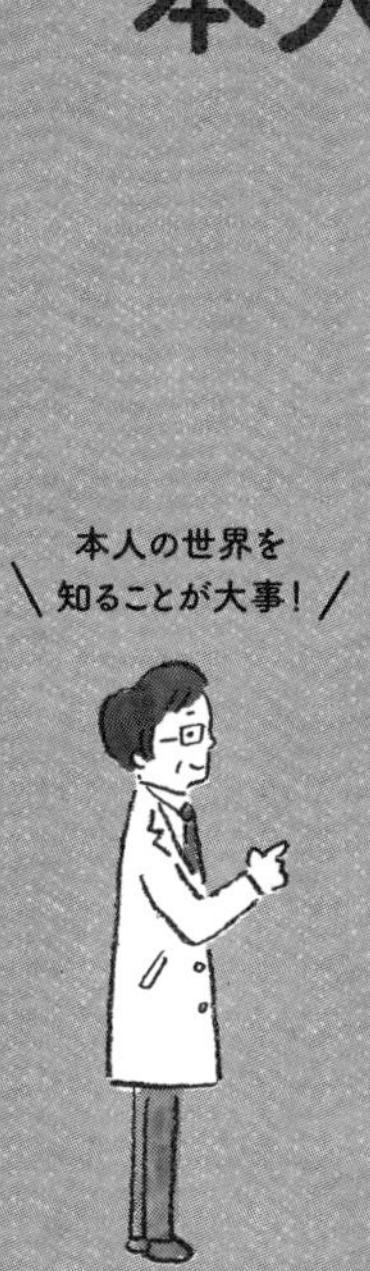

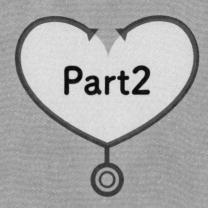

幼少期からこれまで、見過ごしてきた特性がないかふり返る

サインを見逃してきたのかも

大人になって自閉症スペクトラム障害があると診断されたとしても、突然症状が現れたわけではありません。発達段階で、特性はなかったでしょうか。育てにくさや違和感など、見過ごしてきたサインはなかったでしょうか。幼少期をふり返り、本人が過ごしている世界を理解するよう努めてください。

Q こんな子どもだったのでは？

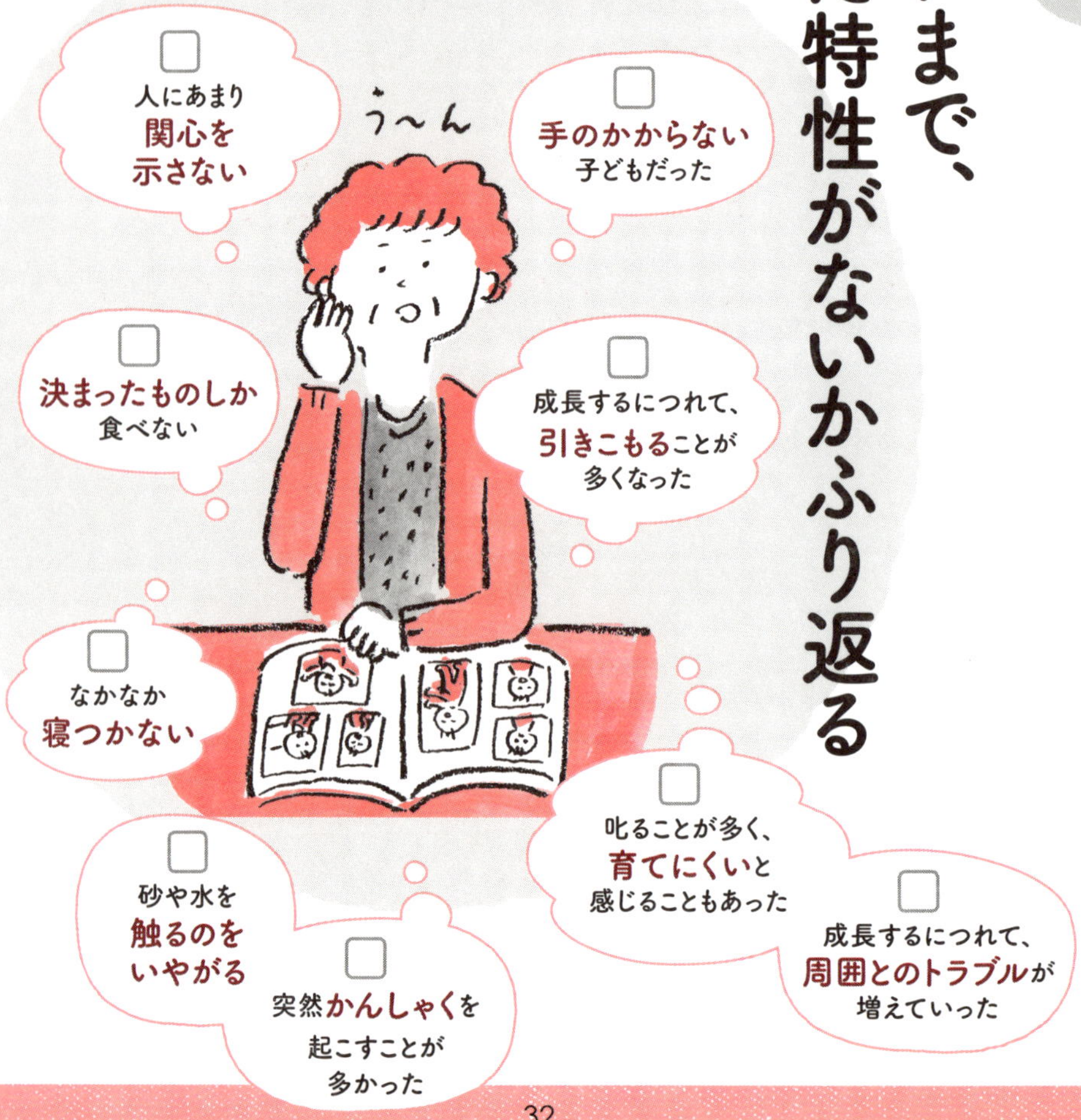
□ 人にあまり関心を示さない
うーん
□ 手のかからない子どもだった
□ 決まったものしか食べない
□ 成長するにつれて、引きこもることが多くなった
□ なかなか寝つかない
□ 叱ることが多く、育てにくいと感じることもあった
□ 砂や水を触るのをいやがる
□ 成長するにつれて、周囲とのトラブルが増えていった
□ 突然かんしゃくを起こすことが多かった

まず母親、次に父親とのあいだに絶対的信頼に基づく「愛着」が形成されます。それを基盤として、安心して外界に向くようになり、他者の目を通じた自己を意識します（自我の芽生え）。

乳幼児期〜幼児期前半

発達段階

愛着の形成（1歳）

保護者（母親）とのあいだに特別な絆が形成され、人への信頼感をもつようになる。

共同注視

母親とふたりで肩を並べてひとつの対象を眺めることで、特別な関係が生まれ愛情が深まる。

自閉症スペクトラム障害では、これらは3〜4歳から始まる。

自我の芽生え（2歳）

母親から離れ、戻ることをくり返し、自分への自信をつける。母親の顔色を読みとりながら、ものごとのよし悪しを学び、自我が芽生えていく。

自我の始まり（3歳）

自我が次第に強くなっていき、自分の要求を通そうとする。親にも反抗するようになる。

自閉症スペクトラム障害では、あまりはっきりしない。

3歳　2歳　1歳

自閉症スペクトラム障害の場合

ハイハイによる後追いはない

極端に親への関心が薄い。ハイハイを覚えても、母親のところには行こうとしない。

両親以外の人に預けても泣かない

乳児の頃からぐずらず、手がかからない。他人に預けても泣かない。

ひとり遊びやおもちゃに執着

きょうだいよりひとりで遊ぶ。ひとつのおもちゃに執着し夢中になる。返事もしない。

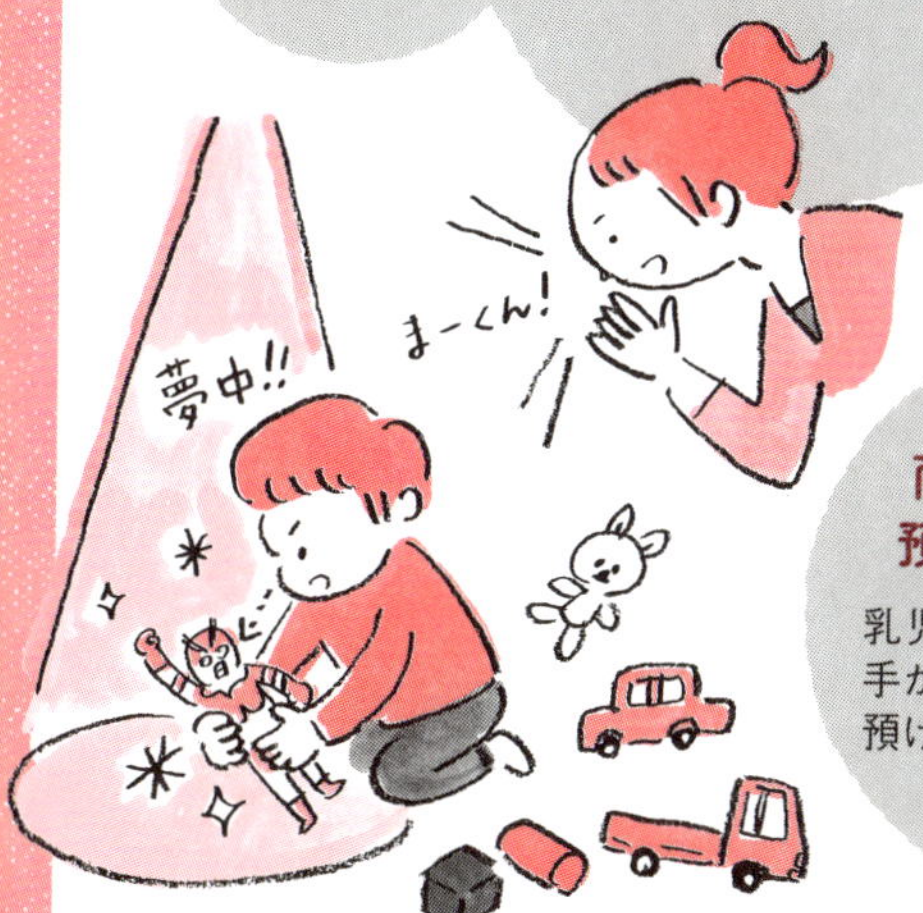

夢中!!
まーくん!

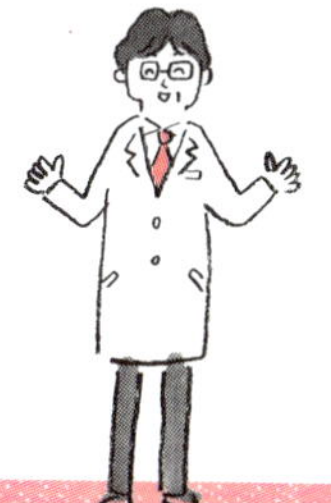

アスペルガー症候群では、言葉の遅れはあまりありません。

幼児期後半～学童期

自由に移動できるようになり、それを制限しようとする親に対して反抗心が生じます。自分の感情をコントロールして、がまんすることを学びながら、自律心が養われていきます。

発達段階

10歳　7～9歳　5～6歳　4歳

自律機能の発達（4歳）

親への反抗心をコントロールすることを通じて、自律機能が発達する。

立場の理解（5～6歳）

人にはそれぞれ気持ちがあり、立場があることを理解するようになる。

自閉症スペクトラム障害では、非常に困難。

学習意欲の芽生え

新しいものへ好奇心がわき、学びたいという学習意欲が芽生える。

自尊心の芽生え

自分に対する自信や誇りが芽生え、自分自身を大事にする自尊心が生まれる。

自閉症スペクトラム障害の場合

「かんしゃく」は
自閉症スペクトラム障害では
特性的な行動です。

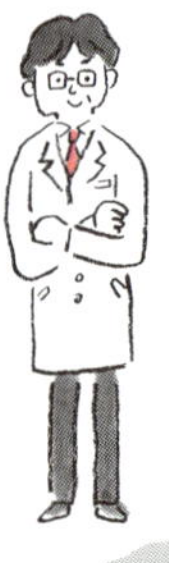

かんしゃくを起こしやすい

急に奇声を上げたり、自分の腕をつかんだり、頭を壁に打ちつけたりなどしてかんしゃくを起こす。

話の文脈を理解できない

相手の表情や、話していることの意味や文脈を理解することができない。

言いたいことだけ言い、会話がかみ合わない

自分が言いたいことを一方的に話し続ける。受け答えがちぐはぐになってしまう。

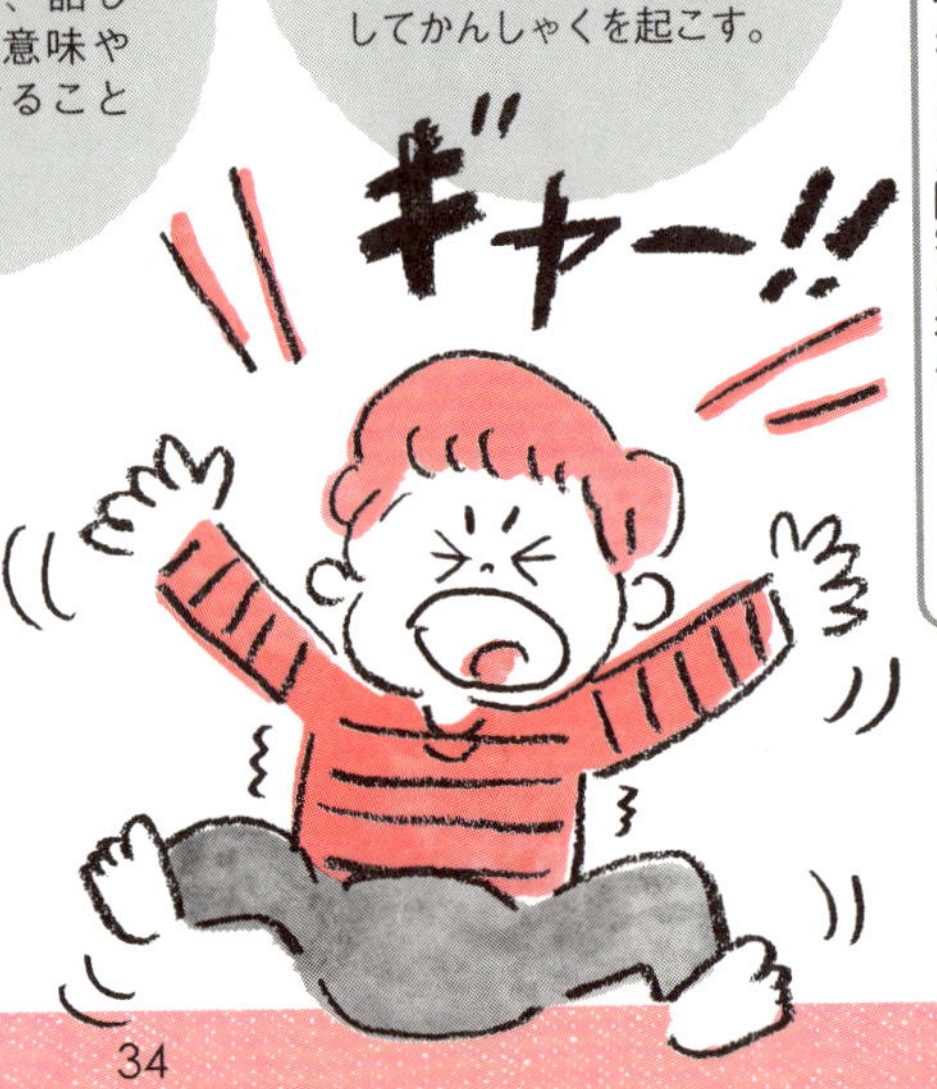

思春期以降

性的に成熟し、異性に目覚め、心身が不安定になることも。自意識が発達し、内省的になり、他人の目を気にするようになります。両親より仲間との絆が強くなる「第二反抗期」。心理的離乳の時期です。

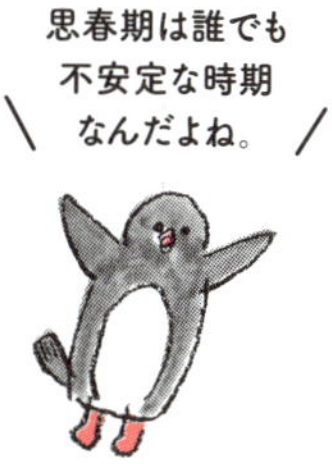
思春期は誰でも
不安定な時期
なんだよね。

発達段階

親からの独立

親や家族との結びつきより、学校や社会の仲間との結びつきが強くなる。

異性への関心

第二次性徴をきっかけに、性的にも成熟し、異性を意識するようになることが多い。

18歳　　11〜12歳

自閉症スペクトラム障害の場合

いつも不安でイライラしている

他人の輪に入れず、話もかみ合わない。社会生活に不安を感じ、いつもイライラしている。

丁寧すぎて返って失礼

難しい用語や堅苦しい敬語、大人びた口調……丁寧だが慇懃無礼に感じる言い方をする。

言葉通りに受けとる

慣用句や比喩、暗示や婉曲などの言語表現がよくわからず、言葉通りに受けとってしまう。

親から離れられない

仲間とうまくいかず、からかいやいじめの対象になることも。結果的に親のもとから離れようとしない。

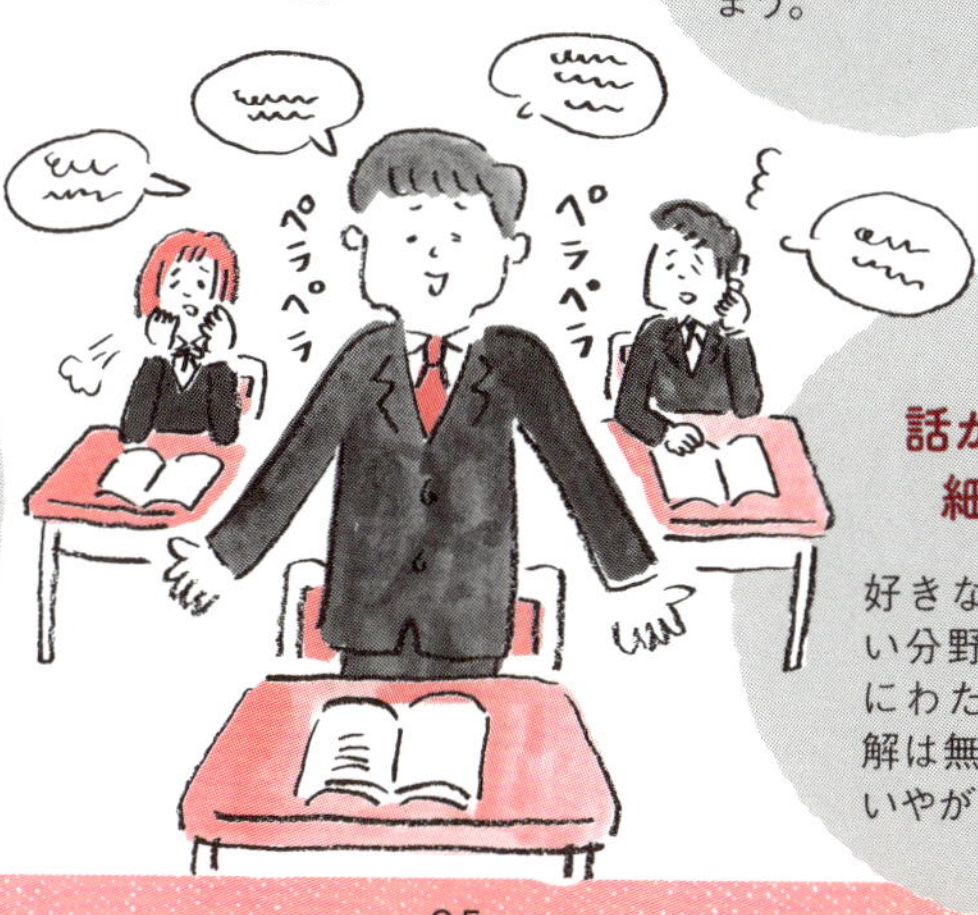
ペラペラ
ペラペラ

話が一方的で細かすぎる

好きな分野、くわしい分野だと話が細部にわたる。相手の理解は無視されるため、いやがられる。

こだわり、感覚過敏……本人の生きづらさを理解する

奇妙な行動にも本人なりの理由がある

発達障害には、成長過程で生じる問題以外にも、強いこだわりや感覚過敏など一定の傾向が見られます。近年これらの特性は、脳の認知や情報処理方法の違いから生じることがわかってきました。一見奇妙に見える行動でも、ひとつずつ理由を読み解いていくことで、本人を理解することができます。

最初に覚えたことを忘れられない

CASE まじめにがんばれと言われたのに……

「期限までに確実に終わらせろ」「まじめにがんばりなさい」と言われ徹夜でフラフラになって仕事をしていたら、「適当にやればいいのに」「手を抜くことも大事」などと言われて混乱してしまう。

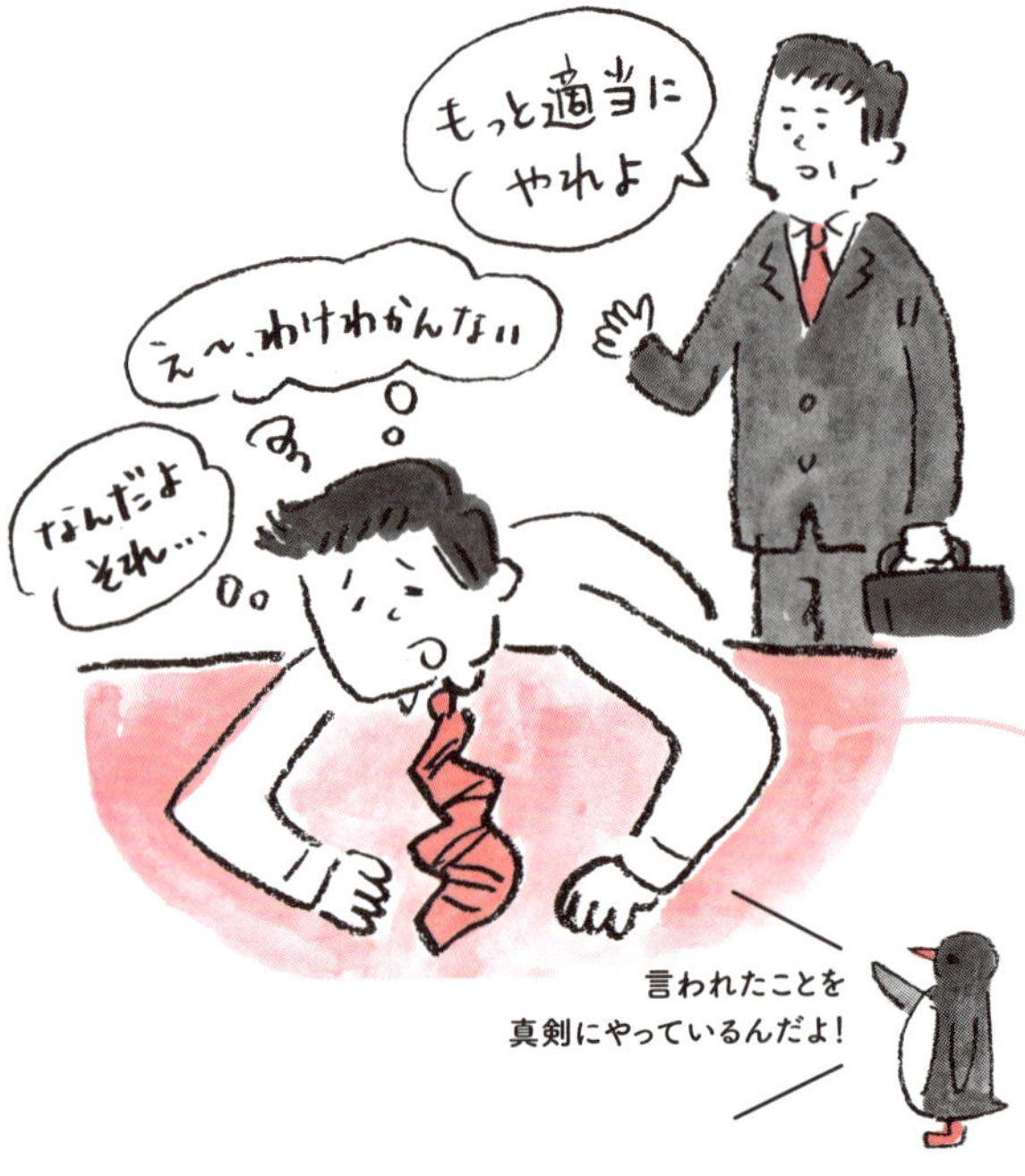
もっと適当にやれよ
え〜、わけわかんない
なんだよそれ…
言われたことを真剣にやっているんだよ！

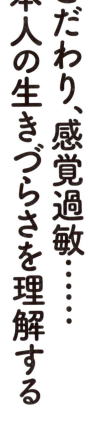

どうして？

情報の取捨選択が苦手

最初に聞いたことを忘れないという特性がある。しかも情報が更新されても臨機応変に取捨選択することが苦手なため、反対のことを言われると戸惑ってしまう。さらに、上手に手を抜くことができないため「適当にやれ」と言われると、ますます混乱してしまう。

自分のやり方やルールを優先させる

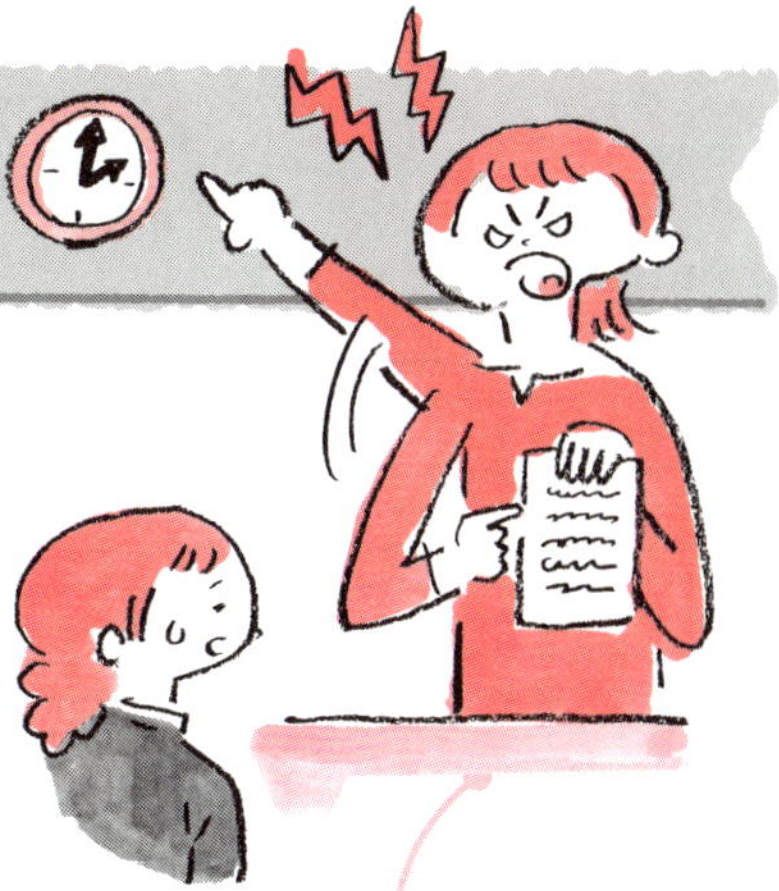

CASE ルールに沿ってやらないなんて！

独自の決まりに固執する。たとえ時間がかかろうとも、決まった時間・やり方で行わないと気が済まない。こだわりに反したり、約束を破ったりする人には、烈火のごとく怒る。

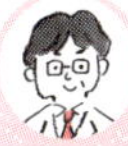

どうして？

例外や変更があると不安

自分のルールに固執するのは、自閉症スペクトラム障害特有の強いこだわりの現れ。変化に対応することが苦手なため、例外なく決まりを守り、「いつも同じであること」で安心を得ている。本人は秩序立った世界が当たり前だと思っているので、周囲にもそれを強要してしまう。

細かい作業が苦手で不器用

CASE 小さい頃から文房具がうまく使えない……

小さい頃から不器用で、文房具がうまく使えない。定規を使ってまっすぐ線を引けなかったり、消しゴムを使うと紙が破れてしまったり。動きがぎこちないと言われ、恥ずかしい思いをすることも。

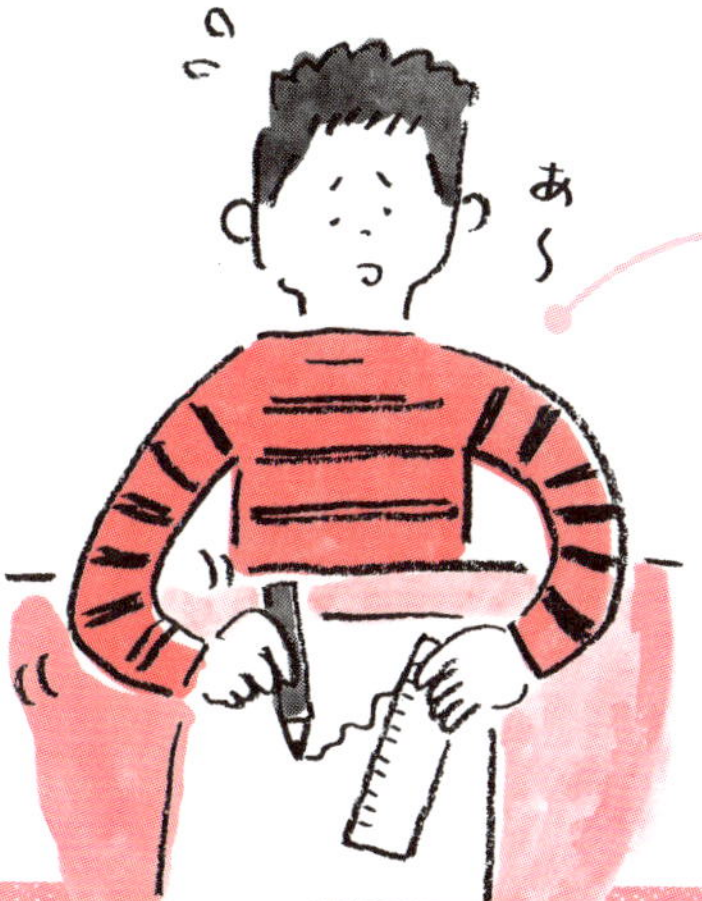

どうして？

運動機能に障害があることも

体の動きがぎこちなかったり、運動機能に障害が見られたりすることがある。

とくに多いのが、箸使いやボタンのかけはずしのような指先の作業が苦手なケース。特有の認知機能障害が関係しているのではないかと考えられている。

暑さや痛みに鈍感

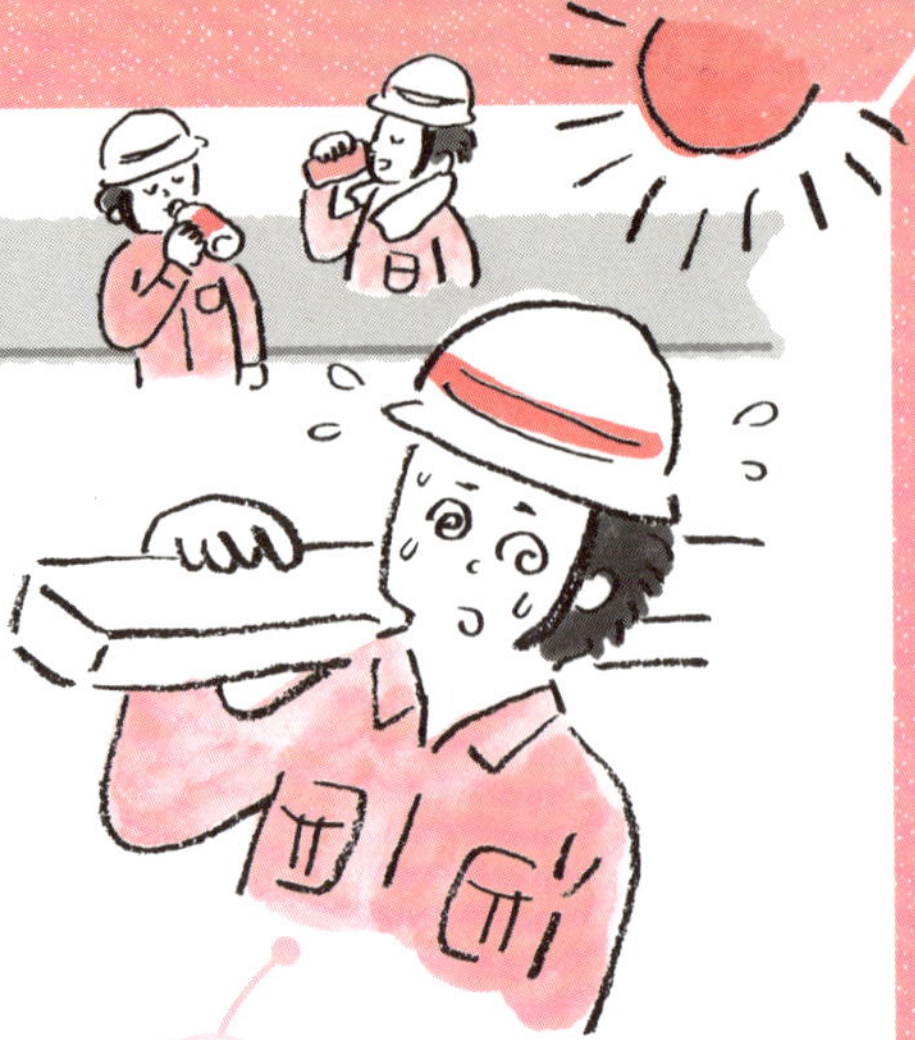

CASE **気づいたら熱中症で倒れてしまった**

夏場、屋外での仕事が続いていた。周囲は休憩をとっていたが、本人は納期に間に合わせようと必死。ある日、倒れて救急車で病院へ。熱中症だと診断された。自分では暑さや頭痛に気づけなかった。

どうして？

感覚器の鈍感さや敏感さが影響している

感覚が過敏・過鈍な場合がある。過鈍な場合、体調がわるいことに気づかず、大事に至ることも。また他人への関心が薄く、人が休憩していることに気づかなかった可能性もある。過敏な場合、水道水が飲めなかったり、人混みで休むのがいやだったりする可能性も。

関心のあるものしか目に入らない

CASE **消しゴムを拾おうとしただけなのに……**

オフィスで消しゴムがころがって別の人の椅子の下に。消しゴム以外はモザイクがかかったように見えなくなり、取ろうとしてしゃがんで手を伸ばしたら、席にいた人に激怒されてしまった。

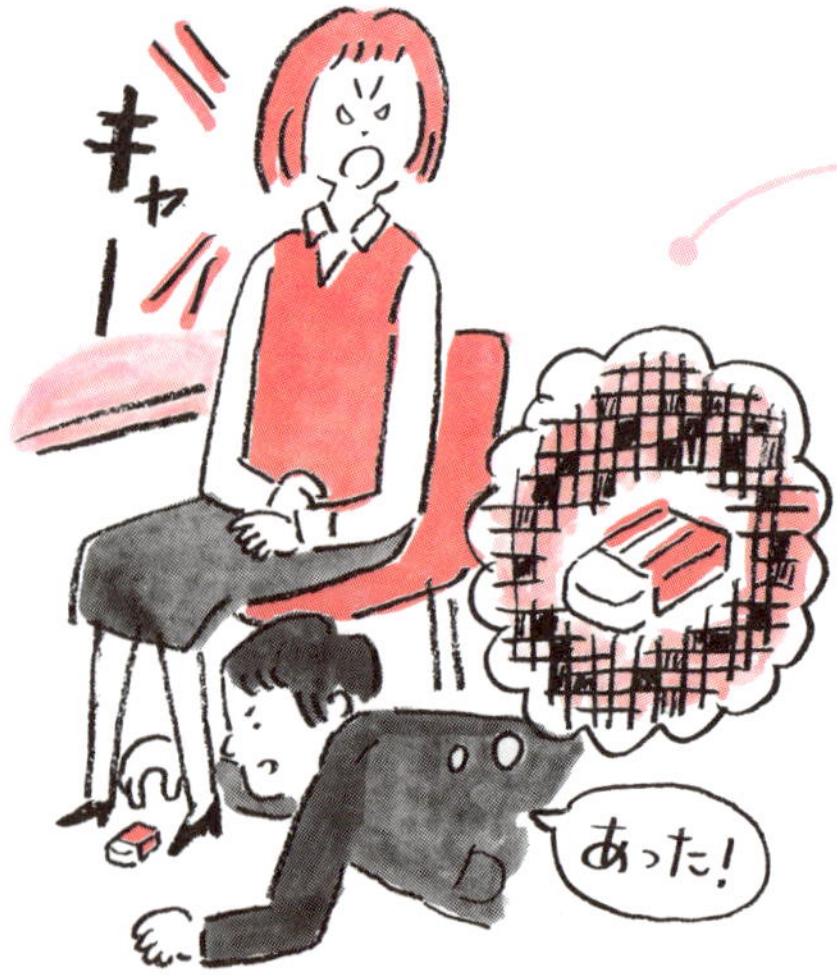

どうして？

関係ないものにはモザイクがかかる

なにかに関心を向けるとき、自閉症スペクトラム障害がある人は対象物しか見えない。注意をひとつのものにしか向けられないため、周囲にはモザイクがかかり、意識から消えてしまう。たとえそこに人の足があっても足だと認識できず「邪魔だ」と感じ、人の足をどけようとする。

言葉よりビジュアルで捉える

CASE 「病気と戦う」……意味がわからない

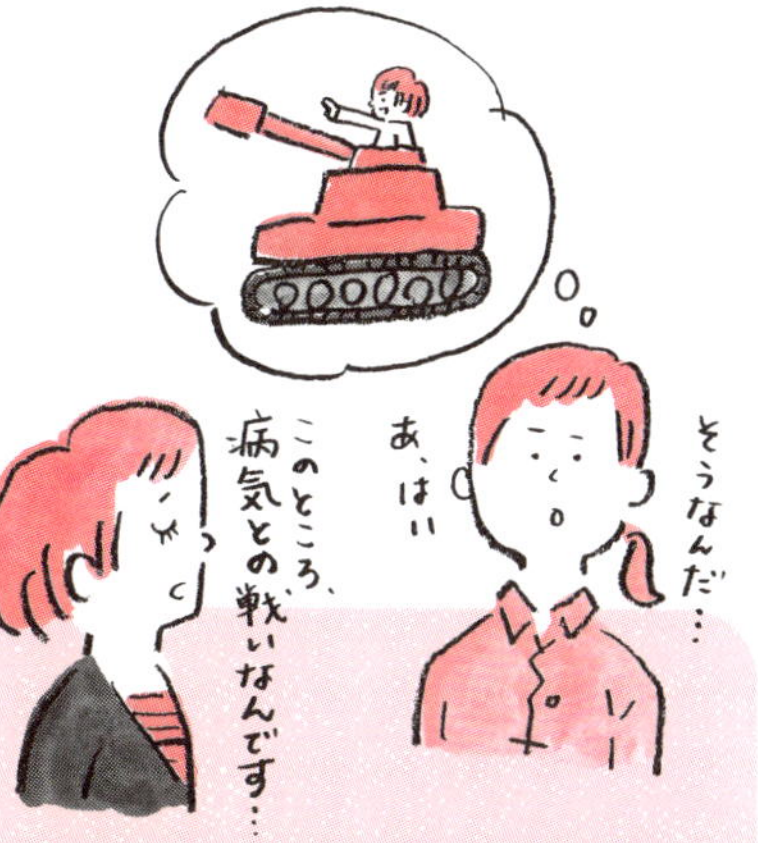
このところ、病気との戦いなんです…
あ、はい
そうなんだ…

例え話がわからず、言葉通りにビジュアル化してしまう。「病気と戦っている」と言われると「戦車にのって戦う姿」が出てくる。「冷や汗ものだ」と言われたら、タオルを差し出してしまう。

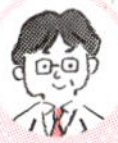

どうして?

言葉そのもののイメージが出てくる

言葉が複数の意味をもつことがわからず、「例え」が理解できない。さらに、ビジュアルで捉えてしまう。耳にした言葉も、そのまま視覚化され、「心のなかにいるもうひとりの自分」と言われれば、別の自分の姿を具体的に思い描く。「汗水たらして努力した」と言えば「着替えますか」「冷房をつけましょうか」と応えたりする。

つい余計なことを言ってしまう

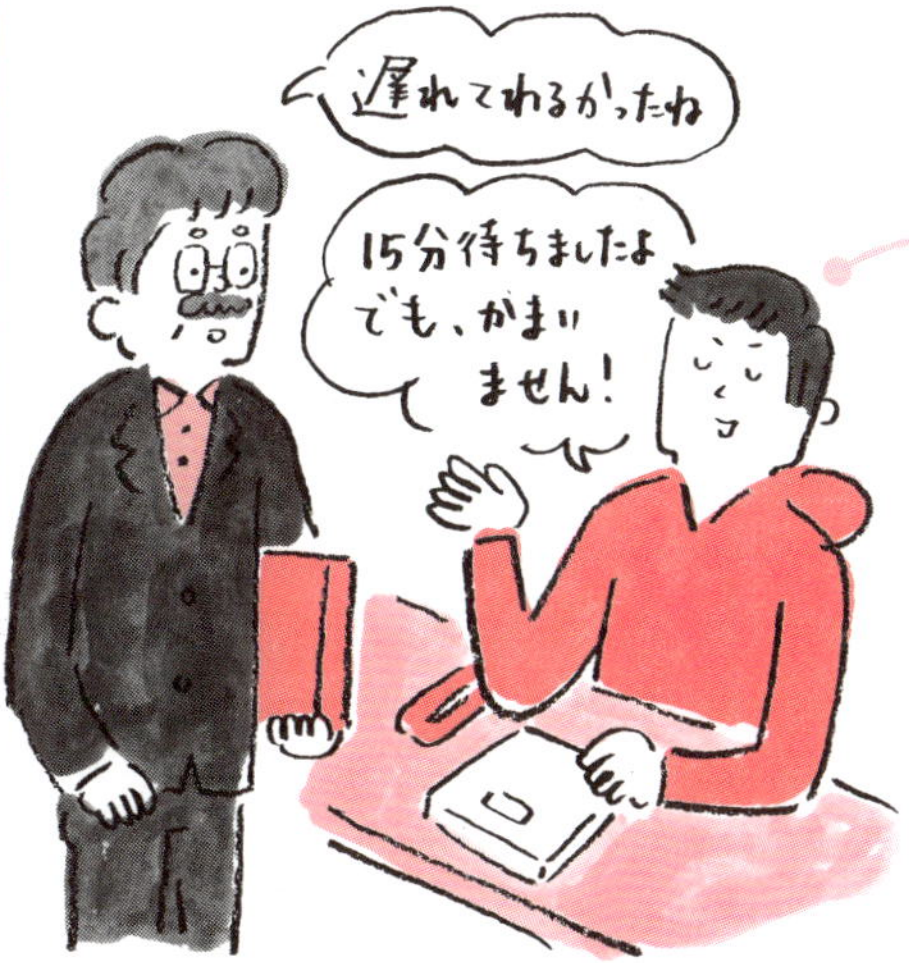
遅れてわるかったね
15分待ちましたよ でも、かまいません!

CASE 人との会話、やりとりで「失礼だ」と怒られる

取引先の社長が少し遅れて打ち合わせに到着。「遅れてわるかったね」と言われ、「15分待ちましたが、かまいません」と答えてしまう。後から先輩に「そんな言い方、失礼だ」と怒られた。

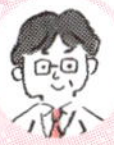

どうして?

事実をそのまま伝えようとする

想像力が働かないため、言外の意味を含むあいまいな表現は理解できない。本人はふつうに答えているつもりでも、相手が不愉快に感じたり、目上の人が失礼な言い方だと感じ怒ったりすることがある。場の空気が読めないため、わるいタイミングで余計なことを口にすることも多い。

外では四六時中緊張状態。家では、本当は気を抜きたい

外　ロボットスーツを着ている心境

自分がほかの人と少し違うことは自覚していて、集団からはずれまいと必死になっているのが、自閉症スペクトラム障害がある人の外での姿。家を一歩出ると、へんなことをして笑われないか、ミスをしないか、不安でガチガチに。それはロボットスーツを着たよう。緊張し、心が休まるときはありません。

学校や職場にいるとき

学校や職場にいるときは、心身ともに不安・緊張状態。まるでロボットスーツをまとっているよう。相手の否定的な言葉や態度を恐れ、失敗しないように、笑われないように、必死でがんばっている。

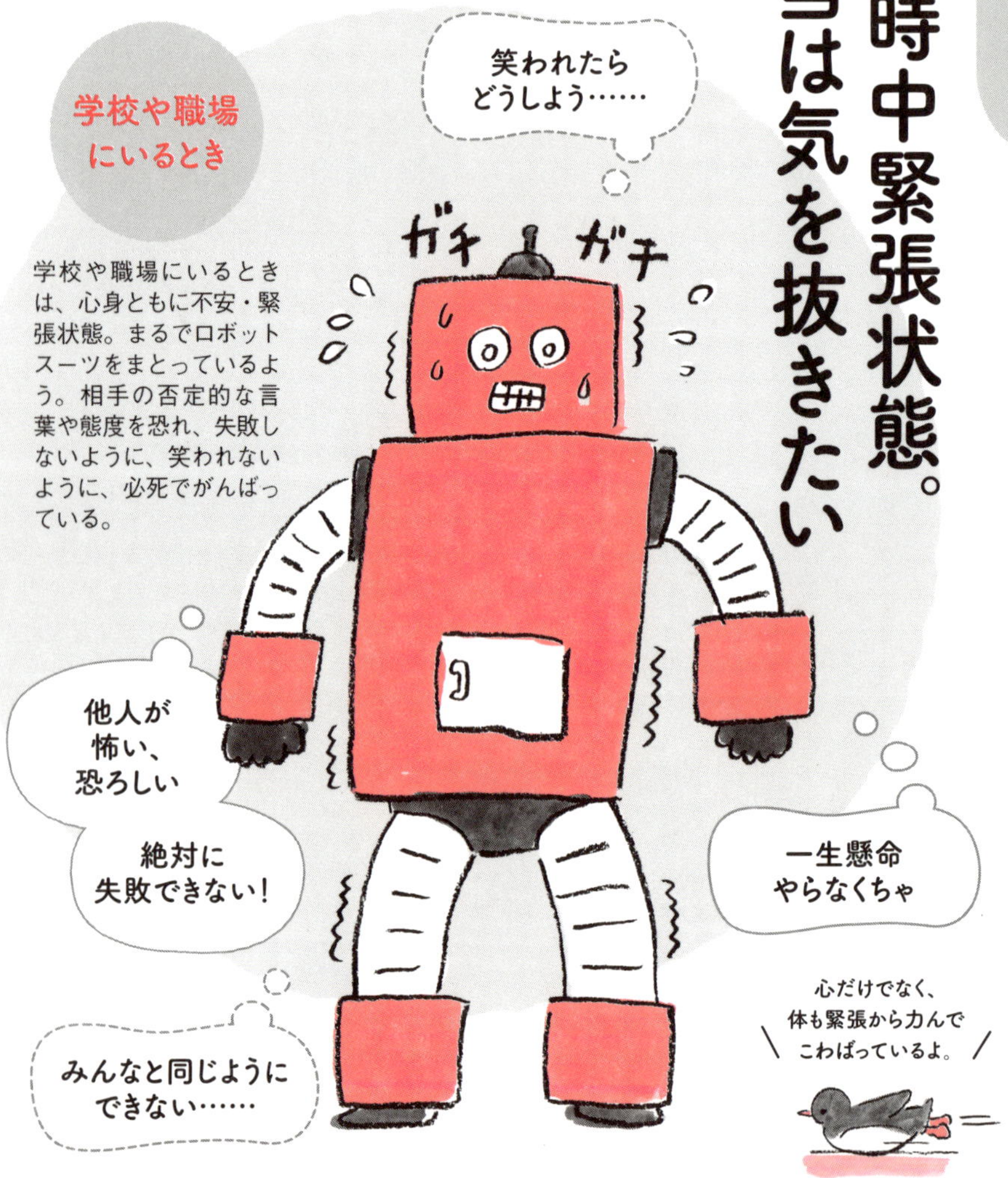

笑われたら
どうしよう……
ガチ　ガチ
他人が
怖い、
恐ろしい
絶対に
失敗できない！
一生懸命
やらなくちゃ
みんなと同じように
できない……
心だけでなく、
体も緊張から力んで
こわばっているよ。

家　ぐったり疲れてダラダラしたい心境

友だちと会うとほっとしますが、それでもロボットスーツのヘルメットをはずした程度のリラックス度。緊張は解けません。エネルギーを使い果たして帰宅すると、解放されてロボットスーツを脱いだ状態に。ぐったり横になったり、だらだらゲームをしたり、だらしなくなりがちです。疲れ切った神経の回復には、だらだら時間も必要なもの。でも親が厳しく叱ったりすると、家にも居場所がなくなり、二次障害を引き起こすことも。

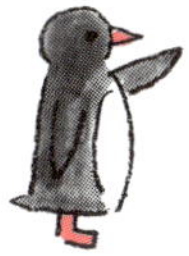
帰ってきたら、
少しダラダラする時間も
必要なんだよね。

親しい友だちに会うとき

ロボットスーツのヘルメットをとった程度に、緊張から解放されている状態。それでも、他人とかかわること自体は心身に負荷がかかる。

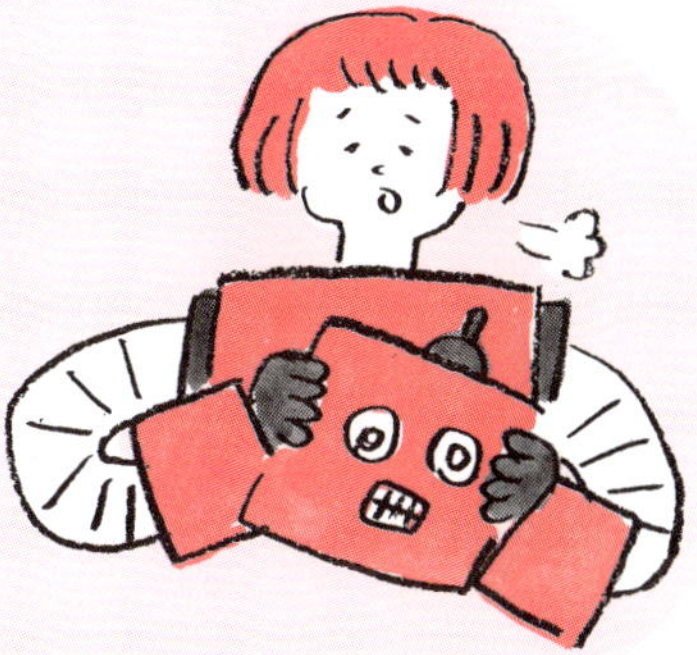

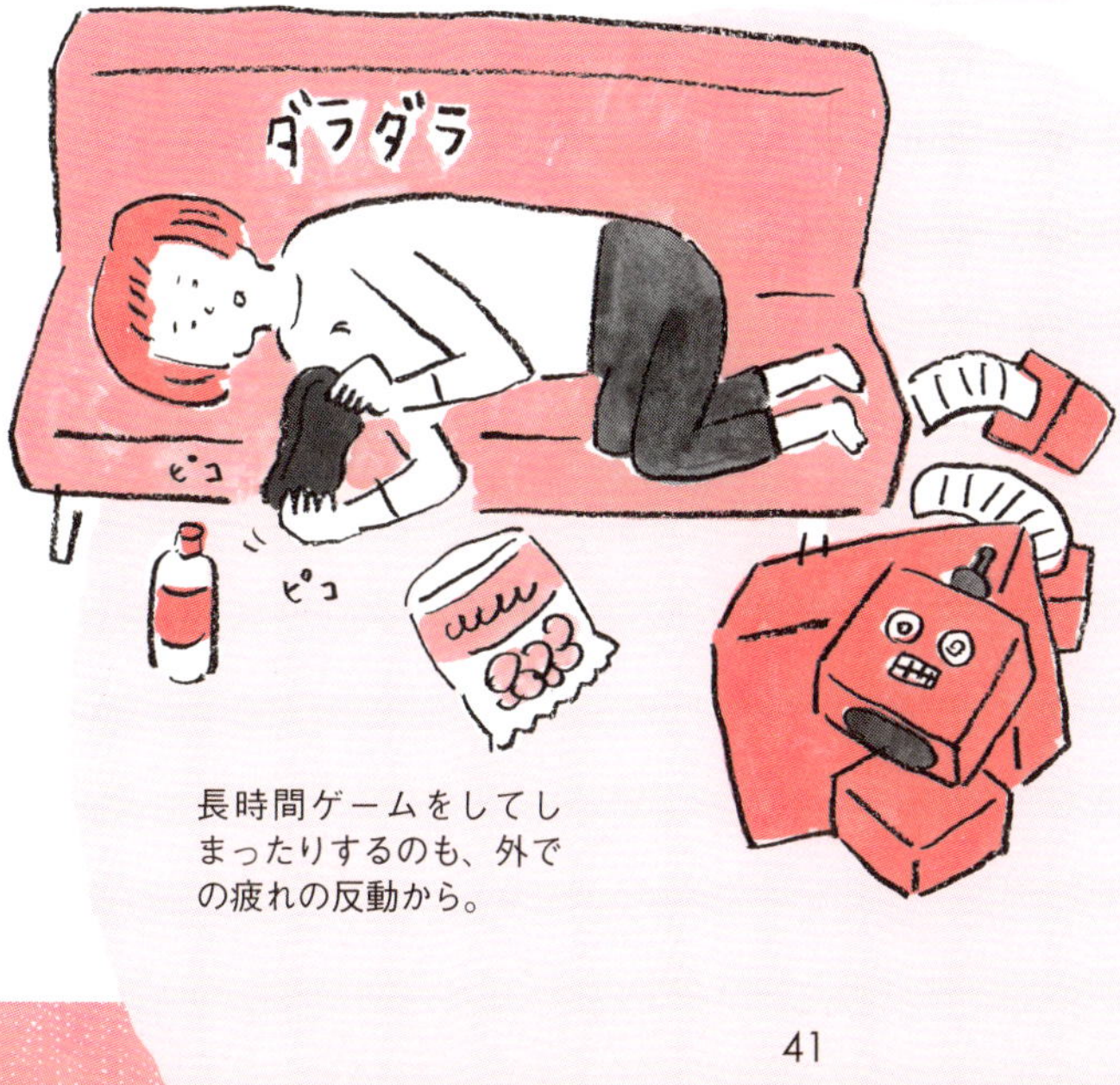
ダラダラ
ピコ
ピコ

家にいるとき

ロボットスーツを脱いだ状態。緊張から解放され、同時にスーツを着ていたときの疲れがドッと出てしまい、ぐったり。疲れをとるためにも、リラックスするだらけた時間が必要。

長時間ゲームをしてしまったりするのも、外での疲れの反動から。

いつも「自分がいない舞台」を客席から眺めている感じがしている

いつも不安や違和感を覚えている

自閉症スペクトラム障害がある人にとって、世界は自分のいない舞台。同じテーブルに座っていても、自分はそこに存在せず、客席からひとりで舞台を眺めているような感覚をもっています。自分の言葉を舞台にいる人に届けようとは思わず、なぜ人が自分に声をかけるのかも理解できません。

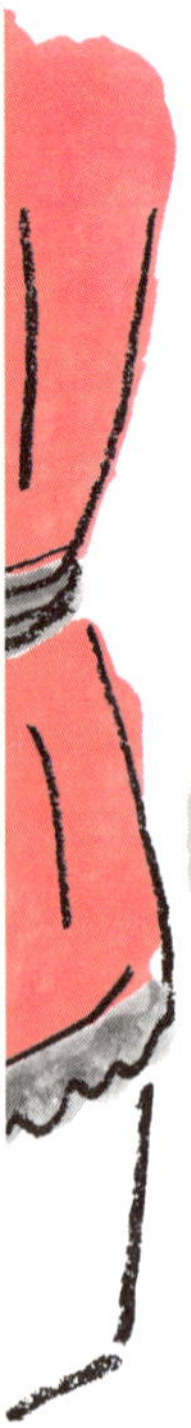

会話を雑音に感じる

たとえ家族が話していることでも、自分とは関係ない場所での会話であり、雑音のように感じてしまう。

話しかけてくる意味がわからない

話しかけてこられても、自分のこととは思えない。なぜ相手がこちらに向かって話しているのかよくわからない。

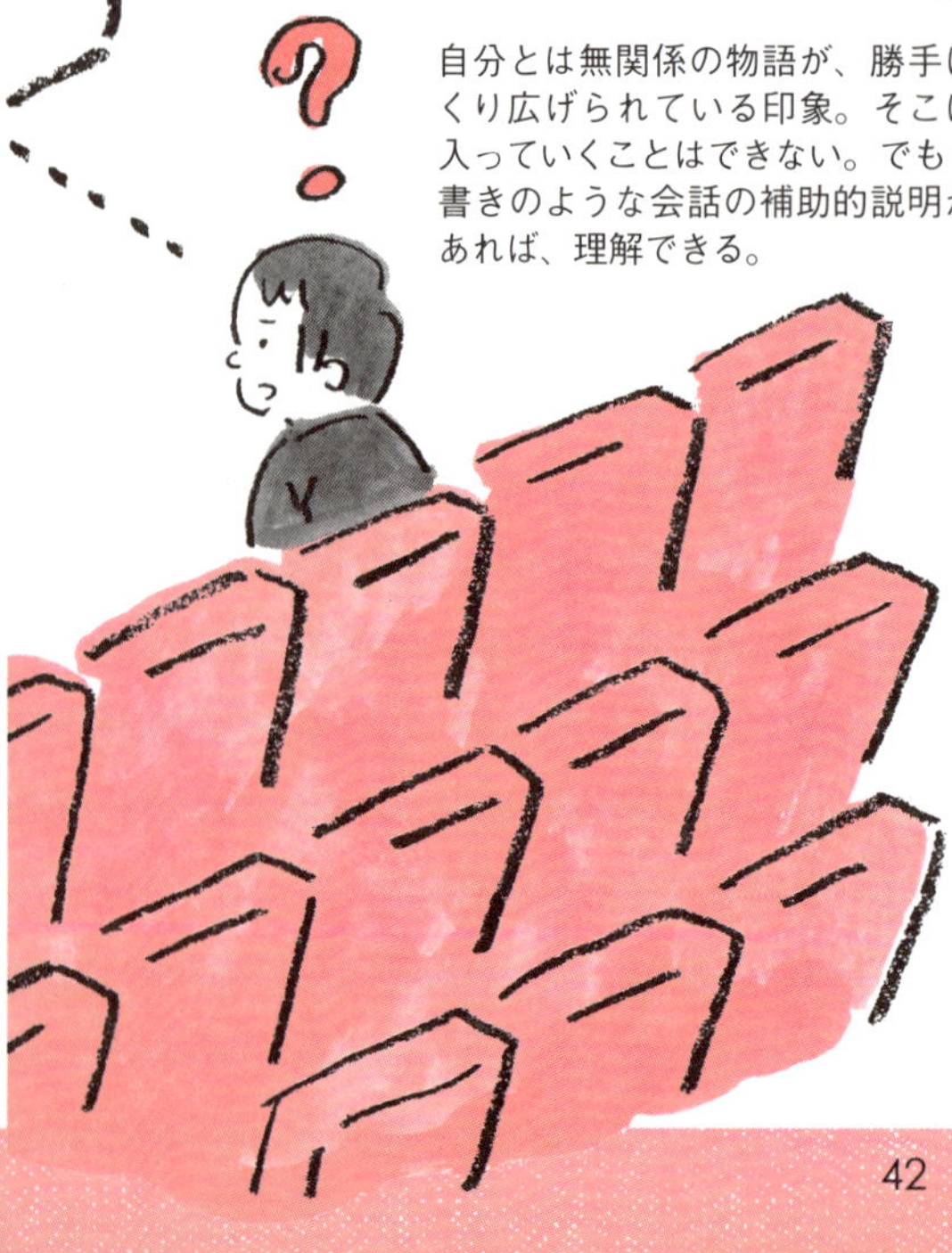

自分とは無関係の物語が、勝手にくり広げられている印象。そこに入っていくことはできない。でもト書きのような会話の補助的説明があれば、理解できる。

客席にいるのは自分ひとり

客席に座っているのは自分ひとりだけ。誰とも気持ちを共有することがない。

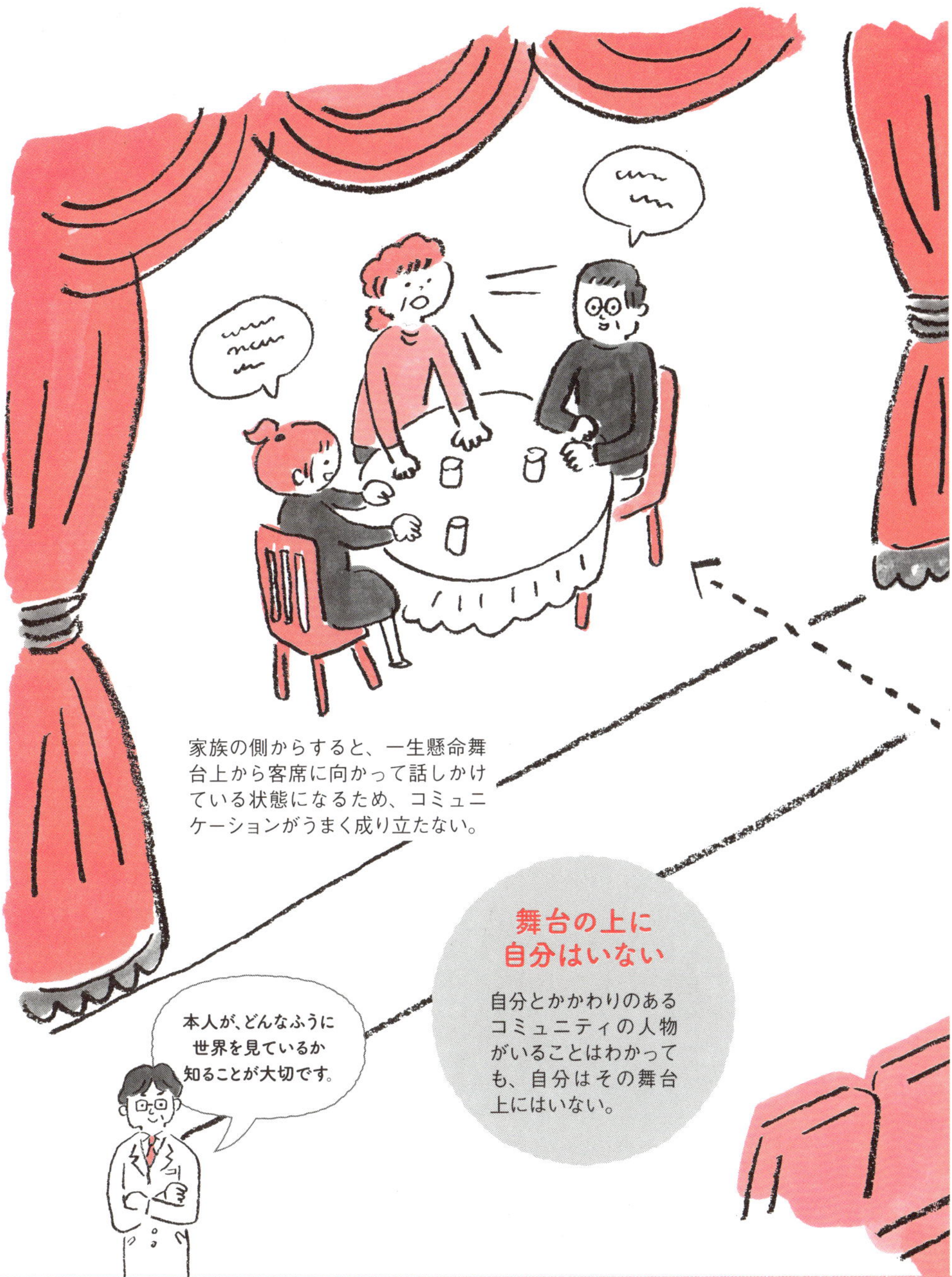
家族の側からすると、一生懸命舞台上から客席に向かって話しかけている状態になるため、コミュニケーションがうまく成り立たない。
舞台の上に自分はいない
自分とかかわりのあるコミュニティの人物がいることはわかっても、自分はその舞台上にはいない。
本人が、どんなふうに世界を見ているか知ることが大切です。

認知のズレ

ものの見方、感じ方が違うため、ふつうの人より疲れやすい

大人になって自閉症スペクトラム障害と診断されたとしても、そのとき突然発症したわけではありません。発達障害は脳や中枢神経の障害だからです。

幼少期からずっと、少なからず特性をもち続けてきた

自閉症スペクトラム障害と診断された人は、たとえ周囲や本人が気づいていなくても、「社会的やりとりの障害」「コミュニケーション障害」「強いこだわり」という3つの特性や感覚過敏などを、少なからずもち続けてきたはずです。

情報を受けとる機能が人と異なっている、想像力が働かないといった要因から、集団のなかでどう対処していいかわからず、神経をすり減らしています。こだわりが強く、ものごとを適当に処理することが苦手です。最初に言われたことを忠実に守らなくてはと思い、体力の限界を超

こんなことが起きている人もいる

ときどきパニック

いじめにあったり、過度に叱られたりしても、その理由がわからず、そのことが怒りや悲しみの感情にうまく結びつかず、突然感情が爆発するように怒ったり、泣いたりしてしまう。

間接的ないじめ

じつは友だちにからかわれたり、嫌われたりしていたのに、本人はそのことにまったく気づかない。対人関係で違和感を覚えていたり、また他人や世のなかがわるいと思っていたりする。

えてがんばってしまうこともあります。また、感覚器が過敏で、音や光、においから強い刺激を受け、耐えていることもあります。

障害として露呈しなかったぶん、疲弊していることも

こうした特性をもちながら、大人になるまで自閉的スペクトラム障害に気づかなかったということは、母親が細やかに生活をサポートしていたか、学校などの環境に恵まれていたと考えられます。

ただ、一見平穏に過ごしているように見えても、じつは本人の心のなかは疲れている恐れもあります。

例えば、友だちにからかわれたり仲間はずれにされているのに気づかない「間接的ないじめ」を受けていたり、先生や親に「ダメだ」と思われ、日々叱られている人もいるからです。そうしたさびしさや自己否定感が心の底にオリのようにたまり、ときにパニック状態で号泣したりかんしゃくを起こしたりすることもあります。

自閉症スペクトラム障害が早くわかっていれば、サポートが得られ、環境を調整してもらうこともできたはずです。大人になるまで気づかれない軽症な人は、そのぶん、幼い頃からひとりで葛藤しながら生きてきたということでもあります。

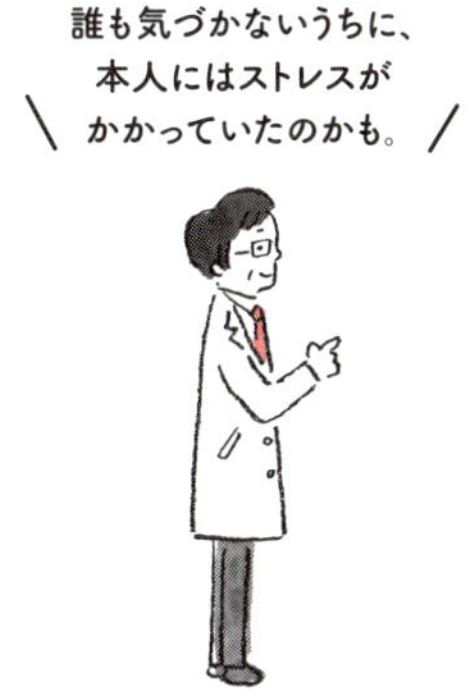
誰も気づかないうちに、
本人にはストレスが
かかっていたのかも。

原因不明の体調不良

学校や家庭など、コミュニティでうまくいかないことが増えるにつれ、食欲不振や睡眠障害などが起こりやすくなる。とくに女性に多く、月経時の不定愁訴が強く生じることも。

情報のインプット

言葉通りに受けとってしまう。すべてを視覚的に理解する

自閉症スペクトラム障害がある人は、コミュニケーションで問題を生じがちです。原因のひとつが特有の「情報の受け止め方」です。

情報処理が苦手。違った受けとり方をしている

人は一般に、会話で意思疎通をはかっているように見えても、実際には言葉だけでなく微妙な言い方、表情やしぐさなどさまざまな情報を総合的にインプットし、相手の感情を推測しています。ところが自閉症スペクトラム障害がある人は、人への関心が薄く、表情やしぐさを読みとることが苦手です。相手の感情がわからずに場違いなことを口にしてしまい、戸惑わせたり怒らせたりしてしまうことがあります。

また、人は複数の情報を見聞きしたら、自分で取捨選択し、頭のなかで情報の更新を行っています。自閉症スペクトラム障害がある人は、最初に聞いた情報を最優先させ、更新されません。さらに、言葉を概念と

一般的な理解のしかた

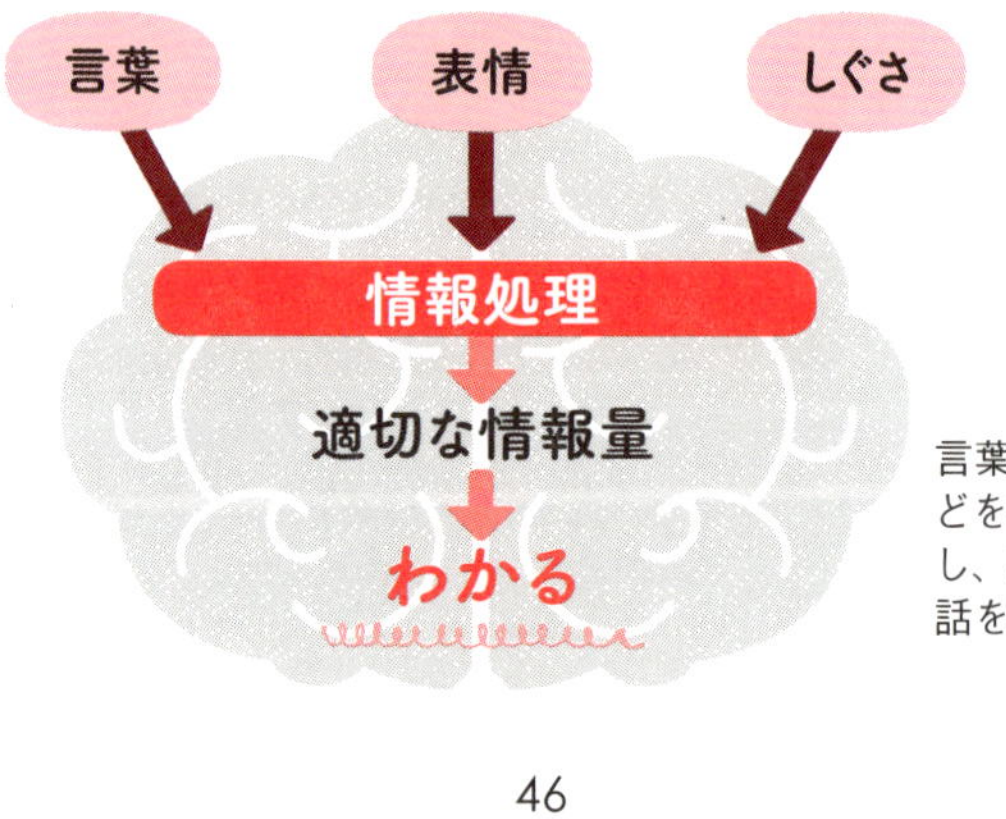

言葉や表情やしぐさなどを取捨選択し、想像し、整理したうえで会話を理解している。

して捉えるのが苦手です。視覚的に偏って捉えがちなことや、視覚、聴覚、触覚などの感覚器官が過敏・過鈍であることなど、多くの点で情報の受けとり方が異なります。

大きな原因は想像力の不足。とくに「言葉」が苦手

もっとも特徴的なのが、「言葉」からインプットされる情報の受け止め方。根底にあるのは、想像力の欠如です。一般に人は、ひとつの言葉からイメージを広げて複数の意味に使ったり、使いわけたり、言葉の裏にある意味を暗示するなど、想像力とともに言葉を駆使しています。ところが、自閉症スペクトラム障害がある人では想像することが難しく、言葉の表面的な意味しか理解できません。文字通り受けとるため、慣用句や比喩、暗示、婉曲表現、反語などは苦手です。

このため「目がまわるほど忙しい」と言えば、本当に目がクルクルまわってしまったのかと心配し、悩んだりします。また、言葉を視覚的に捉えがちなので、「腹の虫がおさまらない」と聞くと、お腹に昆虫がいて騒いでいる姿を思い浮かべてしまうことも。さらに量（重さと数）や速度を表す概念も苦手で、「多めに」「早く」と言われると、「どの程度なのか」理解できず、不安になってしまいます。

自閉症スペクトラム障害がある人の理解のしかた

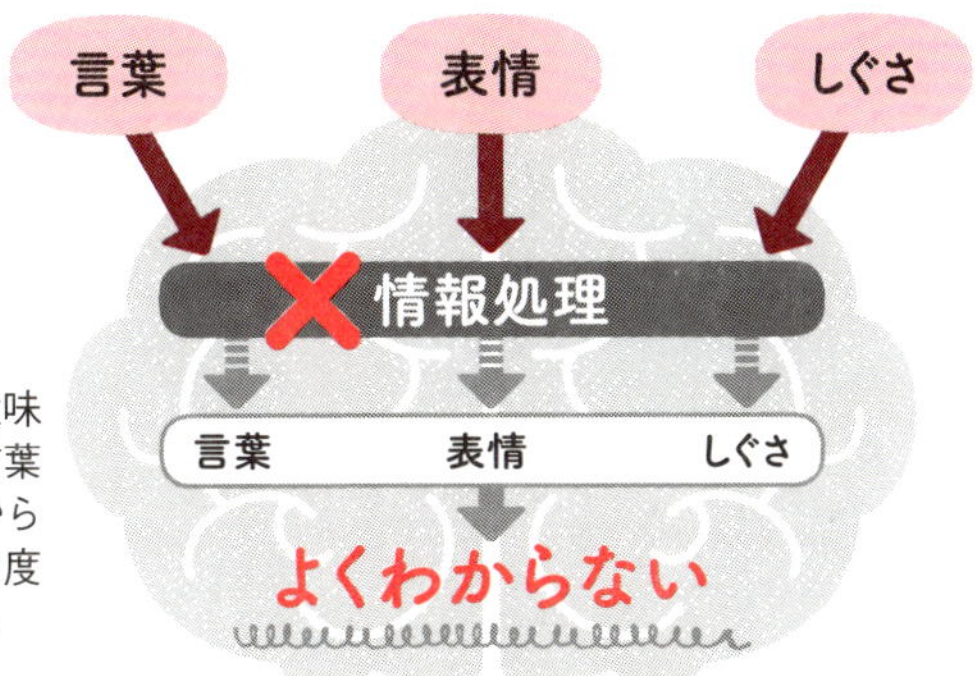

しぐさや表情は、意味づけができない。言葉は、裏の意味がわからない（話の30%程度しか理解できない）。

情報のアウトプット

脳内はマインドマップ的混乱状態。答えをひとつにはしぼれない

インプットされた情報を上手に処理できないため、自閉症スペクトラム障害がある人の脳内は、情報が整理されずにつねに散乱した状態です。じつはこれが、情報のアウトプットを困難にしています。

過去の情報から、考えを生み出し決定するのは苦手

人は情報を受けとると、それを概念ごとに分類したり、新たな情報に書き換えたりするなどして、自分なりに整理して頭のなかの引き出しにしまっています。このため、必要に応じて引き出しから情報をとり出し、スムーズにアウトプットすることができるのです。

ところが自閉症スペクトラム障害がある人の場合、概念で捉えることが苦手なため、脳内はマインドマップ状態（下図）。視覚で捉えられた情報がほぼ等価で連鎖的につながり、放射状に広がって収められています。情報更新が苦手なので、頭のなかは混乱気味。いざアウトプットし

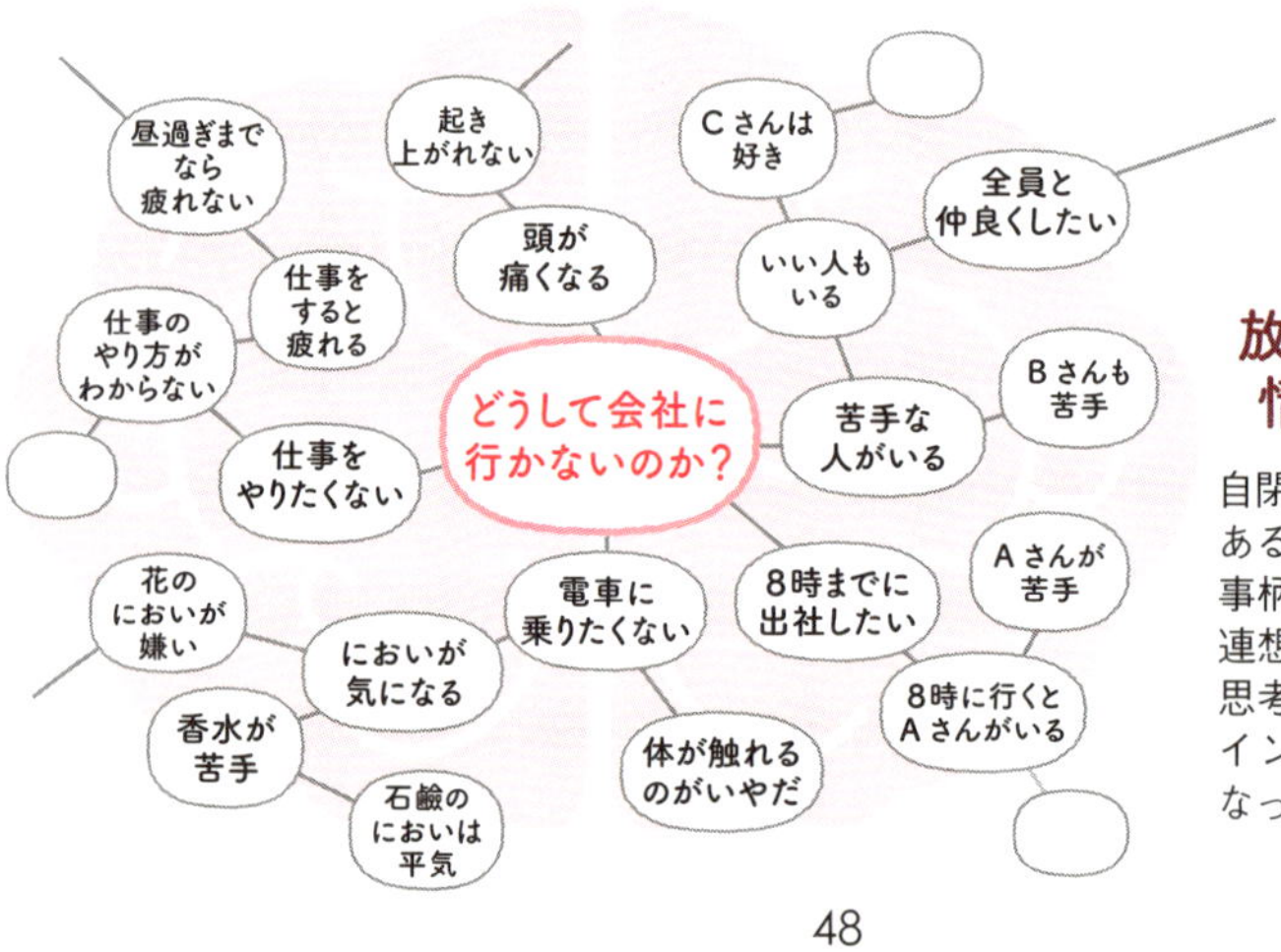

脳内は放射思考になって情報でいっぱい

自閉症スペクトラム障害がある人の脳内は、ひとつの事柄によってもたらされる連想が、視覚的、放射的に思考回路を広げていく「マインドマップ」のようになっている。

ようとすると、わからなくなってしまいます。

人は大人になるにつれ、過去の経験から未来を予測して新たなできごとに備えたり、臨機応変に対応できたりするようになります。でも、情報処理が苦手な自閉症スペクトラム障害がある人は、新しいものごとに対応することがとても難しく、「変化」に強い不安を覚えてしまいます。

自分の意見をつくり出すこと自体が難しい

大人になるまで発達障害が発覚しなかった人の場合、本人がこのような混乱状態にあることに誰も気づかず、適した環境を与えてもらうこともないまま、つねに緊張状態にあったと考えられます。人からなにか尋ねられるたびに、どう答えればいいのかわからず、うろたえたり、パニックになっていたりしたのかもしれません。

マインドマップ状態の脳内を理解することは難しいことです。そこで、周囲の人は、本人が情報のインプットやアウトプットをしやすくなるよう環境を整える必要があります。例えば、できるだけ具体的な表現を使うとか、「どうする」ではなく「どっちにする」と、目の前にあるもののなかから選ばせるなどの方法を心がけることで、本人は安心して話ができるようになります（Ｐａｒｔ３）。

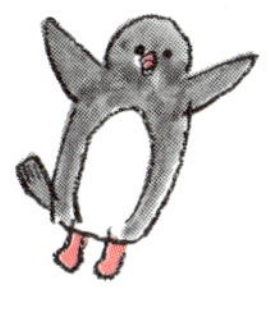
限定的な聞き方をされないと、
答えを選べず
不安になります！

判断のしかた

「いい加減」がわからない。具体的で視覚的な情報がほしい

このように、情報のインプット・アウトプットが困難な自閉症スペクトラム障害がある人にとって、違いを理解してもらえない集団のなかで暮らすことは、とても大きなストレスになります。

つねにとても疲れた状態で生きている

自閉症スペクトラム障害がある人の世界を思い描いてみましょう。人と話をしていても、表情やしぐさから相手の気持ちを読みとることができません。例えや冗談は意味がわからず、座を白けさせてしまうことも。相手を怒らせてしまいますが、説明してもらわなければその理由はわかりません。そのため、**「へんなことを言ったのではないか」と、内心ビクビクしています**。また、感覚器官が異常に過敏な人は、耳の奥ではつねに周囲の雑音（エアコン、風、冷蔵庫、テレビ、電気など）が聞こえていたり、照明がまぶしすぎてつらいと感じたりしています。で

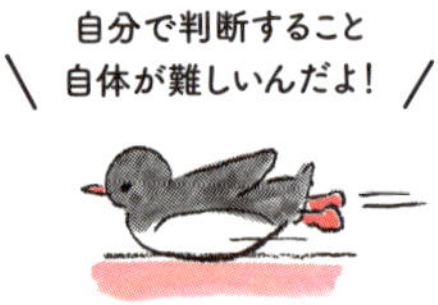

も、人にそれを伝えると、気にしすぎと言われてしまいます。

自分の体の変化に敏感だったり鈍感だったりして、疲れていてもどの程度がまんすればいいのかわかりません。そのため、限界を超えて倒れてしまうこともあります。体に生じた変化の意味が理解できず、涙が出ても「目から水が出ている」と言ったり、好きな異性を見て胸がドキドキしても、「心臓がわるいのかも」と思ったり……。幼少期からいつもこのような感覚でいるため、気の休まるときがありません。

いつも不安で、じつは困っているのに、気づかれにくい

自閉症スペクトラム障害がある人が疲れるのは、「いい加減」ができないことにも原因があります。人は、疲れてくると適当に気を抜いて調節するものですが、どんなに疲れていても手を抜くことができないのです。人から「適当にすれば」「ちょっと休めば」などと言われても、なにをどんなふうにすればいいのか、何分休めばいいのか、はっきりと具体的な情報が示されないと、不安になってしまいます。

不安に満ちた世界にいるだけでもつらいのに、自閉症スペクトラム障害がある人は、非難の対象となることがあります。原因は人と異なる脳機能で、本人にはどうすることもできません。

「雑談」はもっとも難しい会話

女性の自閉症スペクトラム障害がある人では、ガールズトークについていけず悩むことがあります。雑談は、相手の状況や空気に合わせて臨機応変に受け答えする高度な技術が必要。失言で友だちを怒らせてしまうことも。

男女の違い

自閉症スペクトラム障害は、男性に多く見られる

自閉症スペクトラム障害は、どちらかというと男性に多いとされています。原因は男女の脳の違いによるのではないかと考えられています。

男性脳に近いのが自閉症スペクトラム障害

イギリスの発達心理学者サイモン・バロン＝コーエンの研究によると、男性の脳は分析や論理を好み、女性の脳は他人との共感を好む傾向があるとしています。自閉症スペクトラム障害は共感的なコミュニケーションの障害があり、論理的思考への偏りが見られます。まさに男性脳的な障害ということができます。

ただし女性の場合、コミュニケーション能力が男性よりも高いため、発達障害があっても気づきにくいという見方もあります。さらに、診断基準が男性向けにつくられ、女性に合わないと指摘する声もあります。

男性の場合、症状は3歳頃から現れます。同じ遊びをくり返したり、

男女の脳の基本的な違い

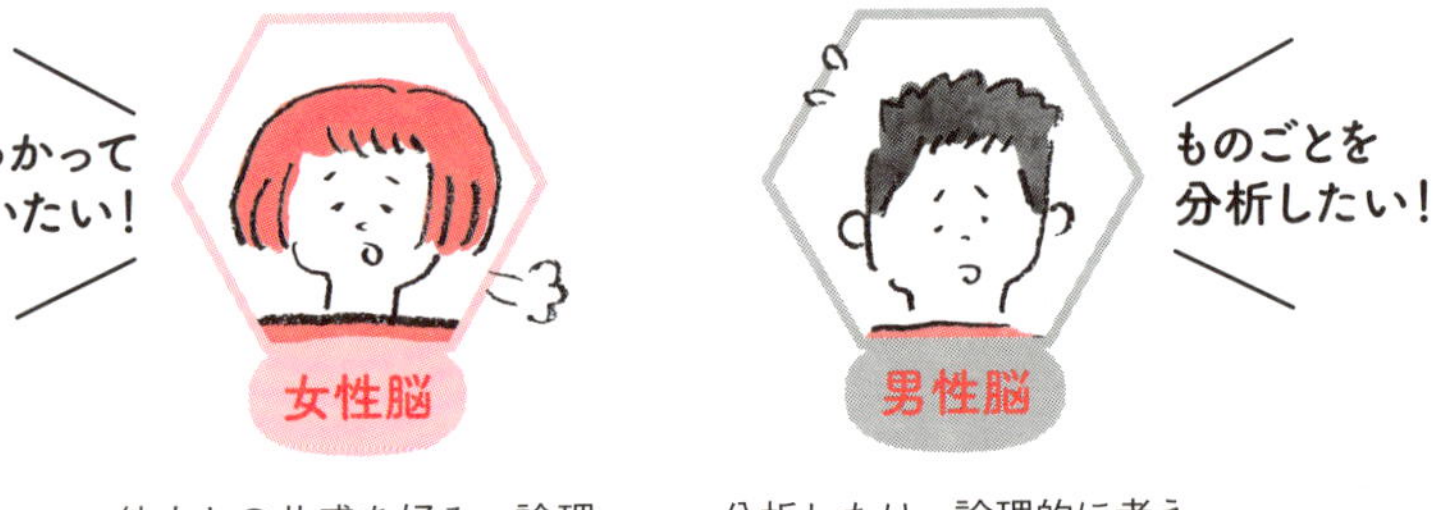
わかってもらいたい！
女性脳
ものごとを分析したい！
男性脳

他人との共感を好み、論理よりも感情を優先しやすい。

分析したり、論理的に考えたり、システム化を求める。

こだわりが強すぎてほかの子どもとぶつかったりします。

女性特有のわかりづらさと特性がある

女性に自閉症スペクトラム障害がある場合、気づくのが遅れがちです。発達障害があっても、女の子はおしゃべりが多く、男の子よりコミュニケーション能力が高いためです。10歳頃になって女の子同士の関係が複雑になってくると、友だちと徐々にうまくつき合えなくなります。ガールズトークに加われなくなって孤立していきます。同時に、自律神経失調症のような原因不明の体調不良に悩まされることも珍しくありません。不眠やだるさで、朝起きられなかったり、頭痛や腹痛に苦しんだりすることもあります。

また、社会性に乏しく、髪型や服装に無頓着で、女の子らしいおしゃれをしようとしない、足を開いて座るなど、男の子のような粗野なしぐさをしたりすることもあります。

特徴的なのは、外でのできごとをなんでも親に話すこと。思春期になると、多くの子どもは自分のことをあまり親に話さなくなります。ところが、自閉症スペクトラム障害がある場合には、親と距離を置こうとせず、なんでも親に相談しようとする傾向があります。

女性特有の症状は？

- □ガールズトークに入れない。
- □原因不明の体調不良が多い。
- □女性らしさ（服装、態度など）が見られない。
- □親に頼りっぱなしになってしまう。
- □異性にだまされやすい。

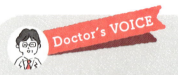

Doctor's VOICE

異性との距離がとれず、トラブルが起こりやすい

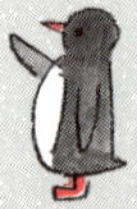

ストーカー加害者になりやすい

思春期になると、異性を意識し、好きな異性とつき合いたいと思うようになります。

けれども恋愛には、しぐさや雰囲気、言葉のニュアンスから相手の気持ちを察する高度なコミュニケーション能力が必要。自閉症スペクトラム障害がある人には苦手な世界です。

このため、社交辞令を真に受けてつき合おうとしたり、相手がいやがっているのがわからずつきまとい、結果的にストーカーの加害者になったりします。

また、こだわりが強く、なにかに注意を向けるとまわりが見えなくなってしまうので、いいにおいのする人の後について行ったり、服の模様が気に入って、いきなり服に触りトラブルになったりすることもあります。

女性の場合、怖い思いをすることも

障害がある女性の場合、とくに男性との関係に注意が必要です。

同性と異性を区別した行動がとれず、男性に近づきすぎたり体に触れたり、目の前で平気で着替えたりすることも。自分に気があるのかと勘違いされて性被害に合うことがあります。

また言葉の裏の意味がわからないので、食事をするつもりでついて行き、「休んでいこう」と言われ被害にあった人もいます。

被害を防ぐには、母親が身を守る術を教えてあげるのがいちばん。知らない場所に行くときは、電話させ、若い女性が男性からどう見られているのか、男性の誘いをどう断るのかなどを教えます。映画や漫画など視覚的なものを通じ、具体的な行動を解説するとわかりやすいでしょう。

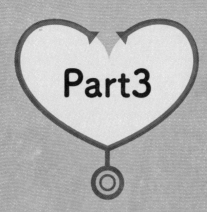

Part3

家族のサポート

本人のがんばりを認め、安心できる場をつくる

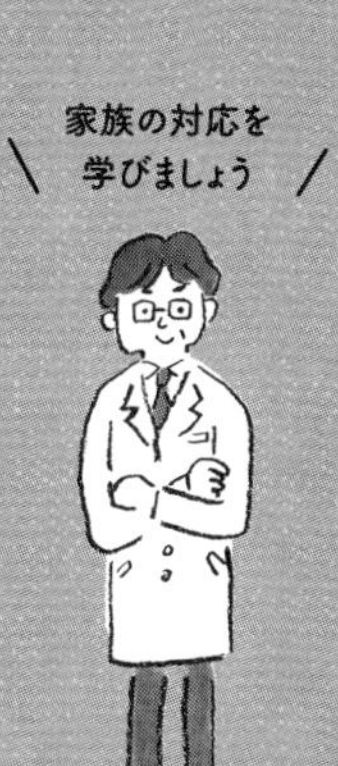

めいっぱいがんばっている本人を認めることから始める

まず親のほうがかわることが大事

同居の場合でもひとり暮らしでも、自閉症スペクトラム障害がある人にとって、家は唯一の安らぎの場。親に叱られたり、無視されたりしては、家まで「戦場」と化してしまいます。親の役割は、本人を理解し、がんばりを認め、ありのままを受け入れること。まず親が態度をかえることが必要です。

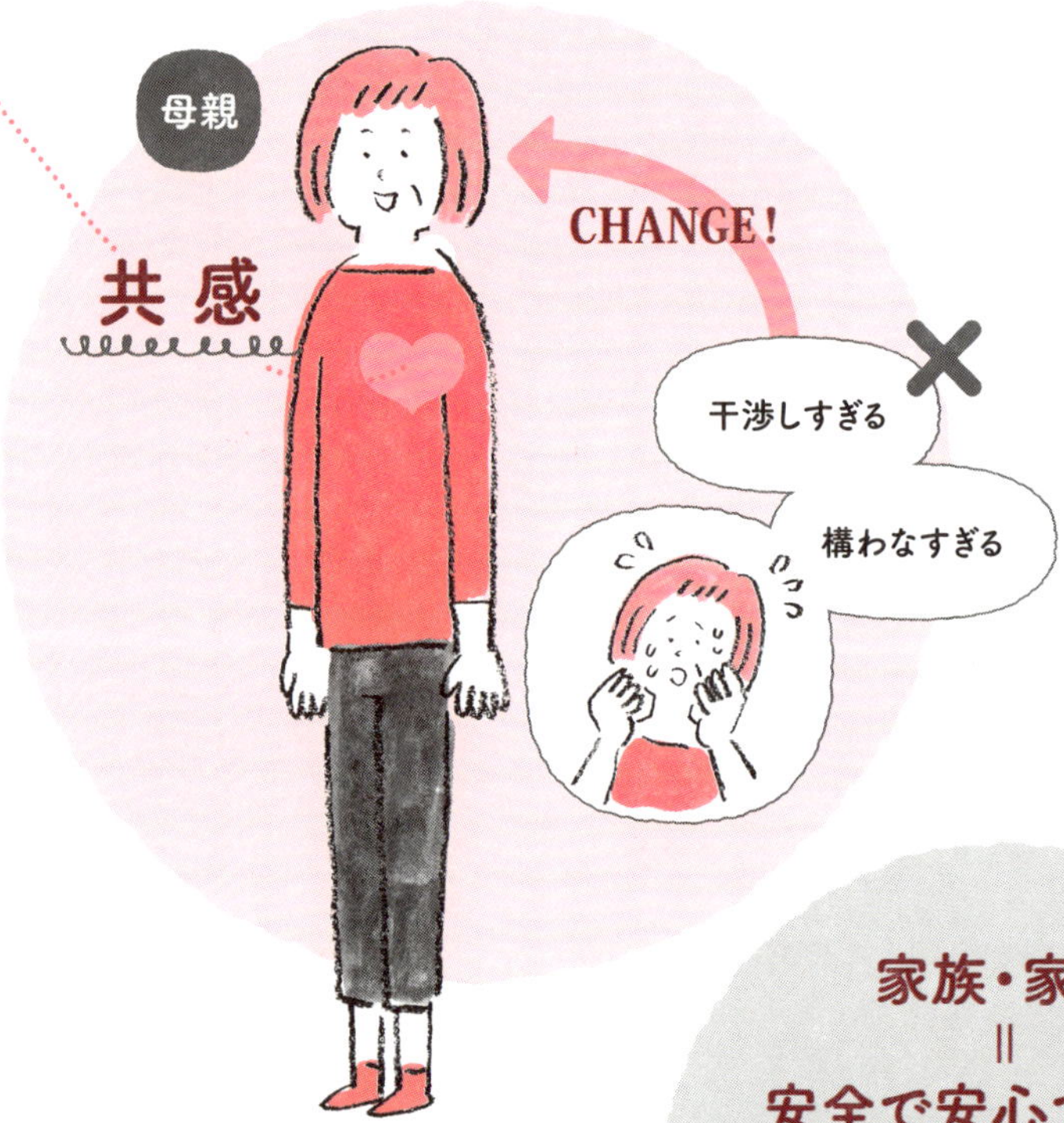

過干渉、不干渉をやめ、ただ共感する

過干渉と不干渉のどちらかのケースが多い。自立に導くには、子どもに自信をつけさせる。そのためには、子どもがなぜそうするのか理解し、共感を示し、受け入れる。

➡P68

家族・家庭 ＝ 安全で安心できる場

自閉症スペクトラム障害の特有の症状は、不安から過敏になること。家庭を安心して過ごせる場所にすることで、本人の心身が安定する。

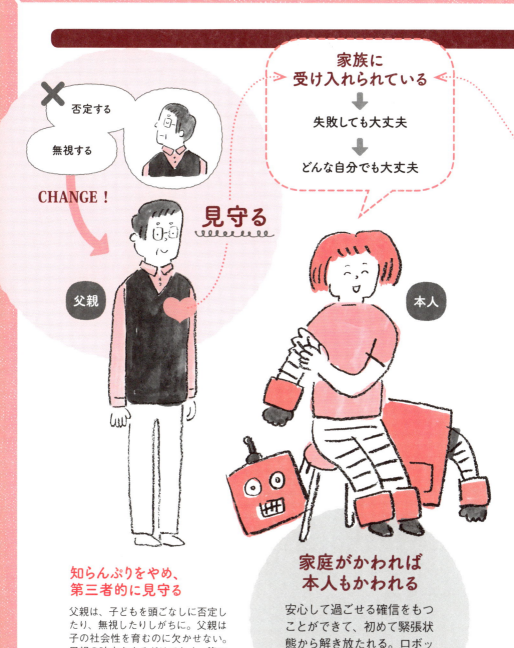

知らんぷりをやめ、第三者的に見守る

父親は、子どもを頭ごなしに否定したり、無視したりしがちに。父親は子の社会性を育むのに欠かせない。母親の味方をするだけでなく、第三者的に見守る姿勢を示して。

➡P70

家庭がかわれば本人もかわれる

安心して過ごせる確信をもつことができて、初めて緊張状態から解き放たれる。ロボットスーツ（P40）を脱ぐことができる。

家族だからつい言ってしまうNGワードを改める

家族の無理解は二次障害を引き起こす

うまくいかない子どもの姿を見ると、親は「なぜできないの」と感情的に問い詰めたり叱ったりしがち。わが子であるがゆえに自分と比較し「私はやれたのに、なぜこの子はダメなの」といらだつ人も。子どもを追い詰めずに、となりの家の子どもを預かっているような心理的距離感で接してみましょう。

NG
なんてだらしないのかしら！

だらしないからダラけているわけではない。心身を休めるために、**リラックスする時間も必要**。

NG
どうしてできないの？

当たり前のことをふつうに行うのが難しい。ライフスキルの程度を見極め、ステップを踏んで家事などを指導する。

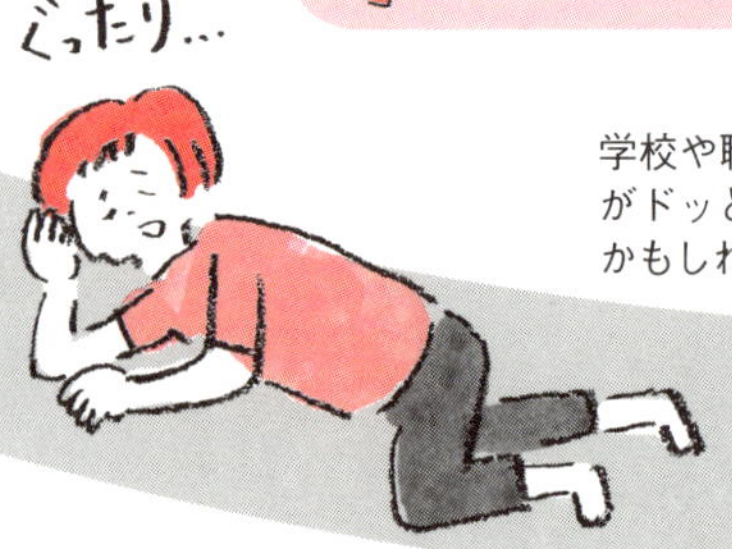

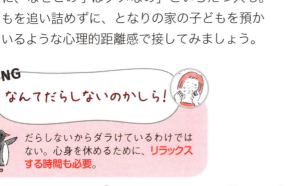

ぐったり…

学校や職場での疲れがドッと出ているのかもしれない。

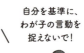

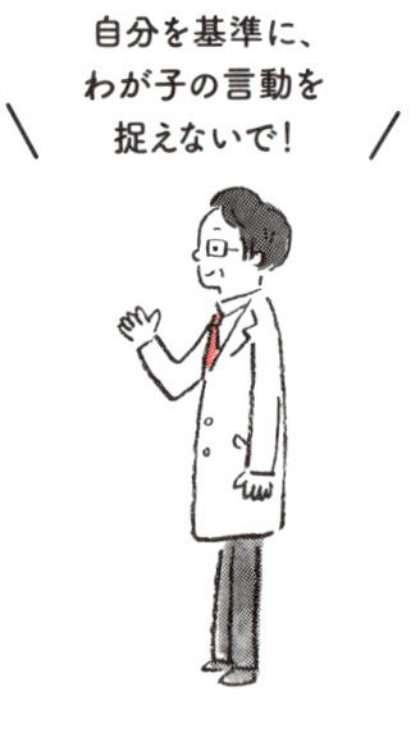

自分を基準に、
わが子の言動を
捉えないで！

NG
俺はそのくらいやってきたぞ

自分と比較して非難する親も多い。こうした言葉は**自己否定感しかうまない**。二次障害を招くことも。

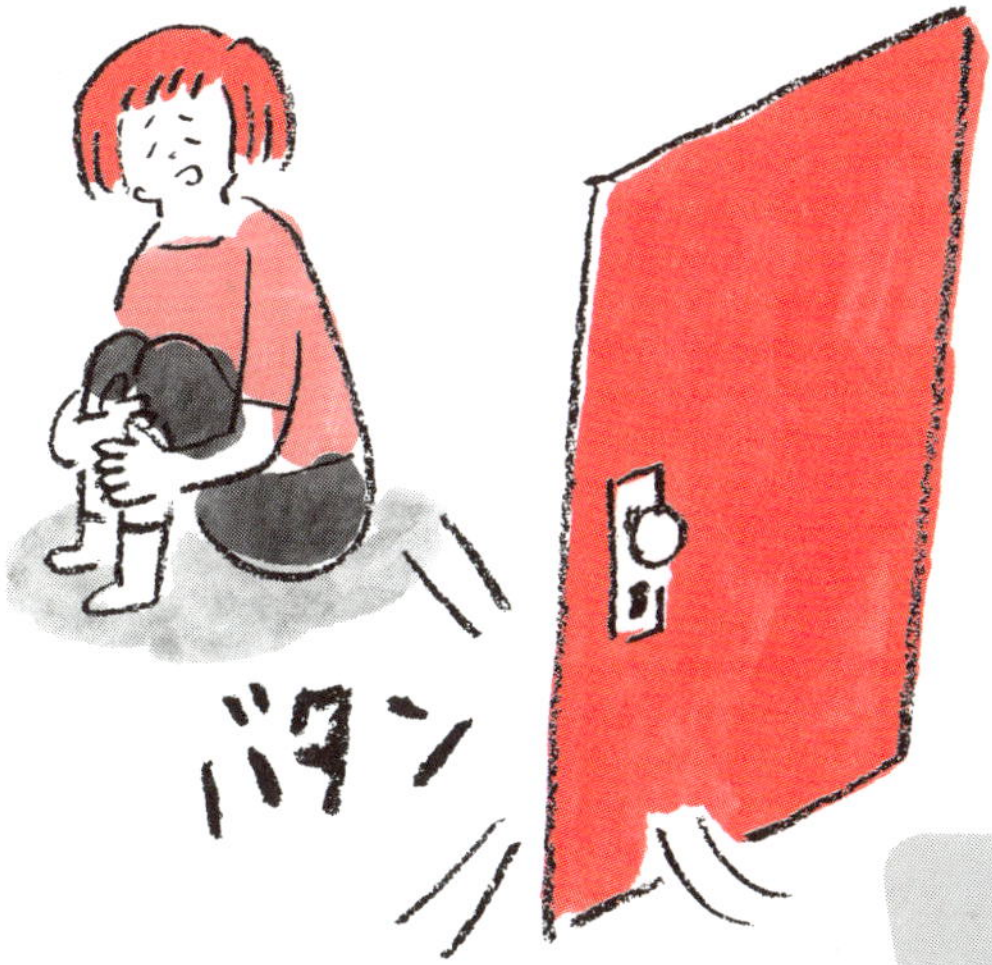

二次障害

叱られたり、禁止されたり、家庭でもリラックスできない状態が続くと、うつや引きこもり、統合失調症などの二次障害を起こすことがある。

抑うつ状態になり、自室に引きこもってしまう人も。

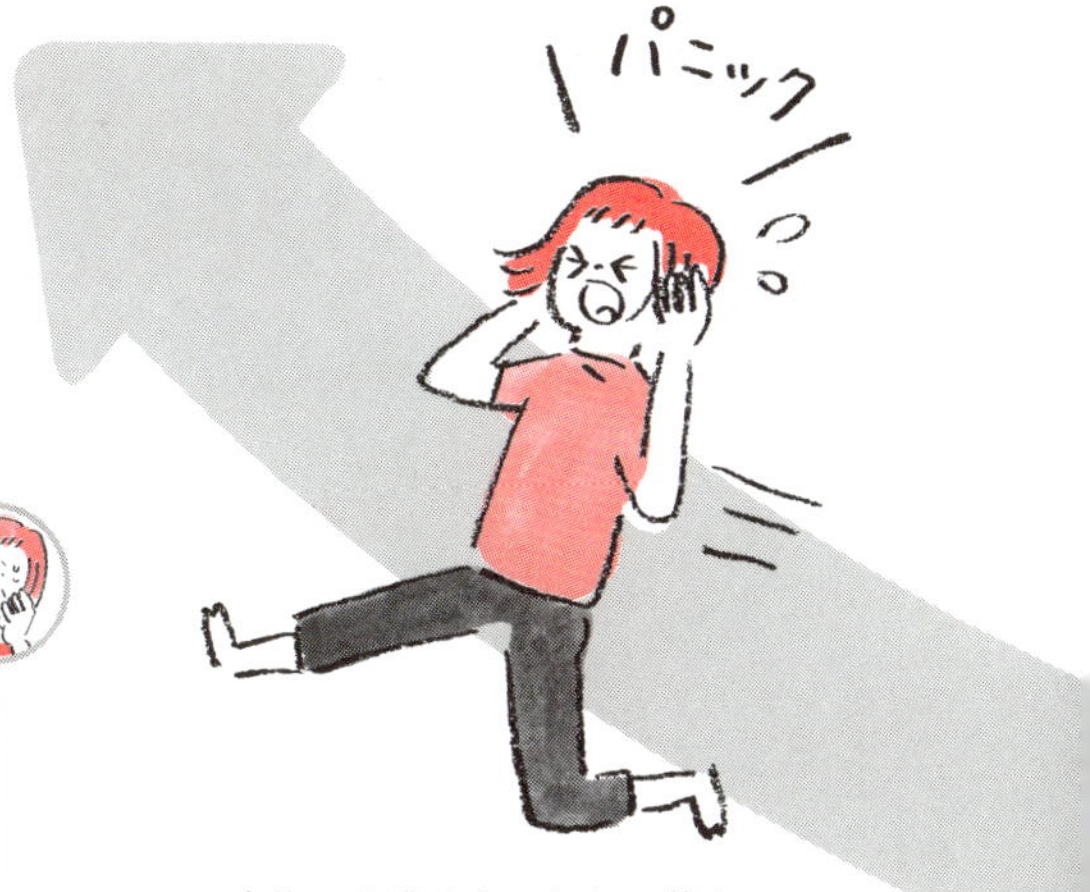

家族にも責め立てられ、落ち着いて過ごせる場所がなくなり、混乱が増す。

NG

適当にやればいいじゃないの

程度がよくわからない。「適当に」と言われると、かえってどうしたらいいかわからなくなる。

NG

このぐらいわかるだろ！

暗黙のルールは理解できない。説明をし、具体的な方法を示さなければならない。

NG

努力が足りないんじゃないか!?

努力ではどうにもならない。**なにができて、なにができないのかを考え**、指導していく。

パニック状態にさせないために、3つのことを心がけて向き合う

これ以上追い詰めないための基本姿勢

大人になり、自閉症スペクトラム障害があると診断された場合、すでにトラブルが起こり、学校や職場での生活が送れなくなっているケースも。社会復帰には家族など身近な人の手助けが必要です。本人は追い詰められ、パニックにおちいりかねない状態。家族は３つの心がけを守り、サポートしましょう。

心がけ 1 言葉は短く。発言と行動に矛盾がないように

簡潔な言葉で細かく指示をわける。言ったことと違うことをやったりすると、本人の混乱を招くばかりに。

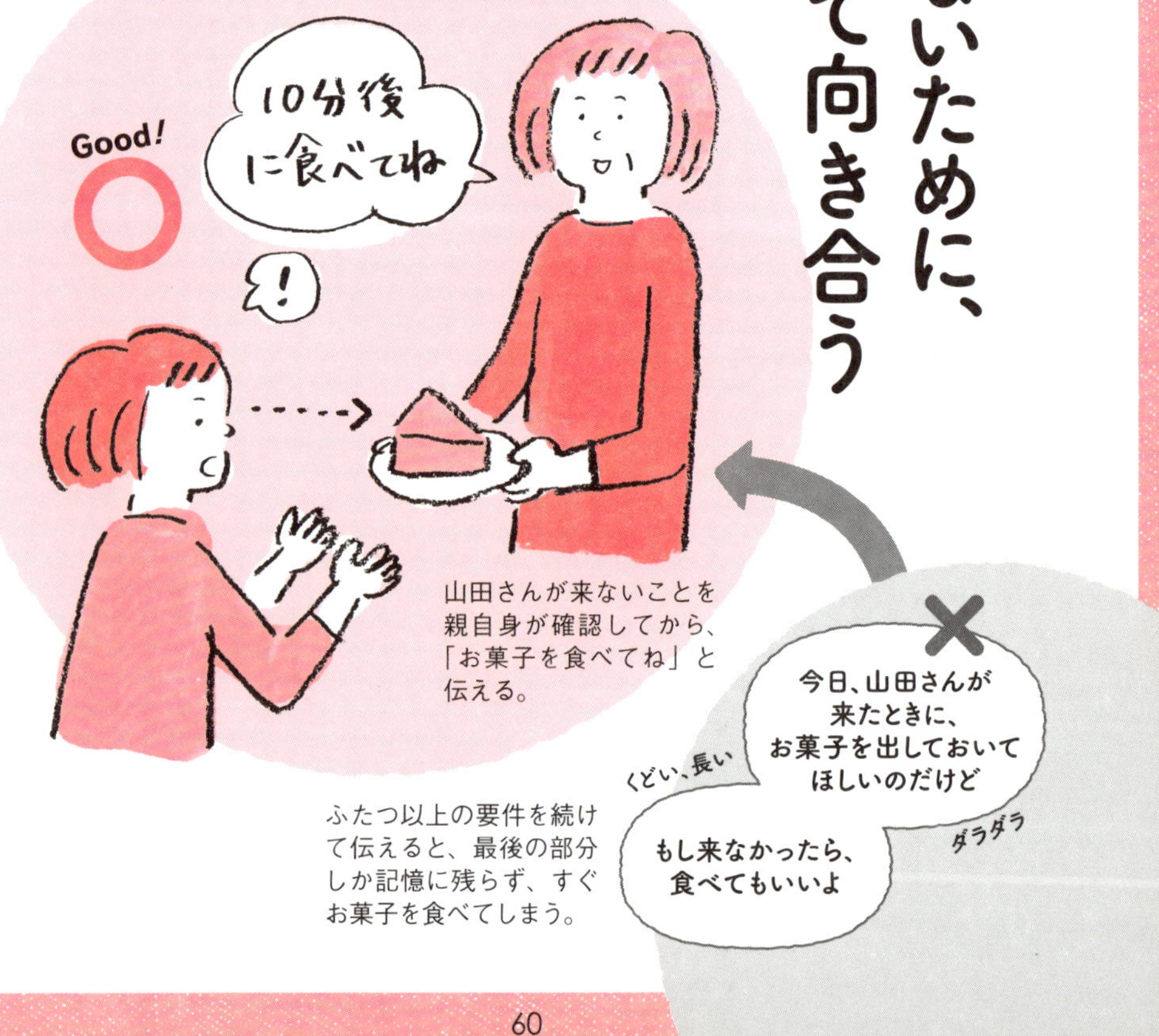
Good!
10分後に食べてね
!
山田さんが来ないことを親自身が確認してから、「お菓子を食べてね」と伝える。
今日、山田さんが来たときに、お菓子を出しておいてほしいのだけど
くどい、長い
ダラダラ
もし来なかったら、食べてもいいよ
ふたつ以上の要件を続けて伝えると、最後の部分しか記憶に残らず、すぐお菓子を食べてしまう。

心がけ 2 否定的な言い方はダメ。怒りをしずめて接する

感情任せの言い方をしない。否定的なマイナス感情を引き出す言葉は使わない。二重否定も理解できないので避ける。

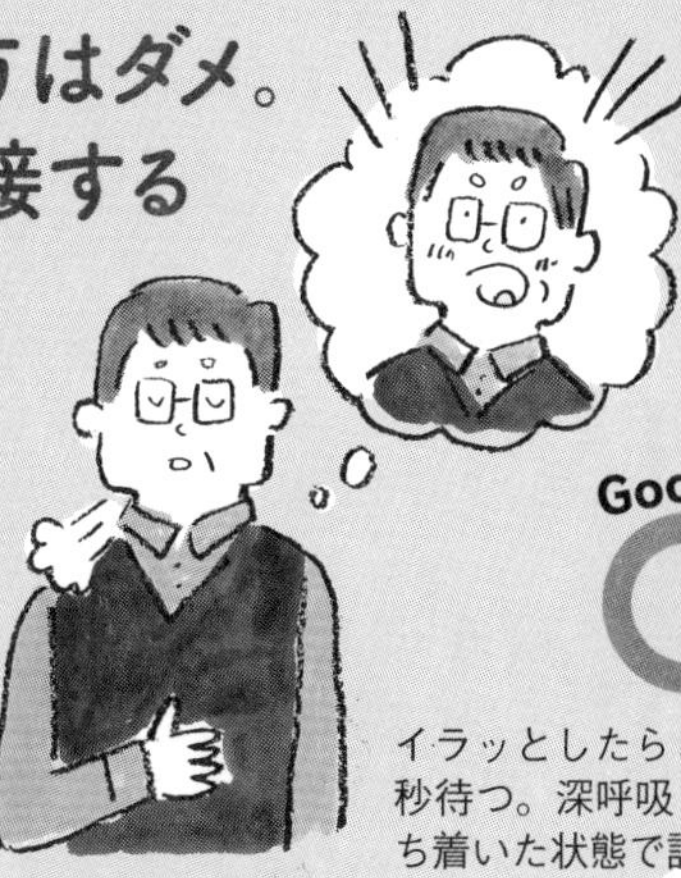

Good!

○

イラッとしたら５〜６秒待つ。深呼吸し、落ち着いた状態で話す。

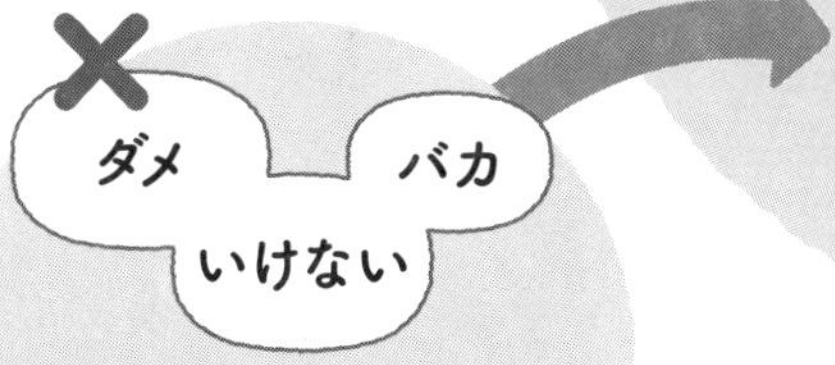
×
ダメ
バカ
いけない

否定語を使ってはいけない。「〜しよう」と提案する。

心がけ 3 より具体的に。絵や実物を使い示す

抽象的な表現、感情や程度を表す言葉を使わない。具体的にビジュアルで伝えたほうが、本人に理解されやすい。

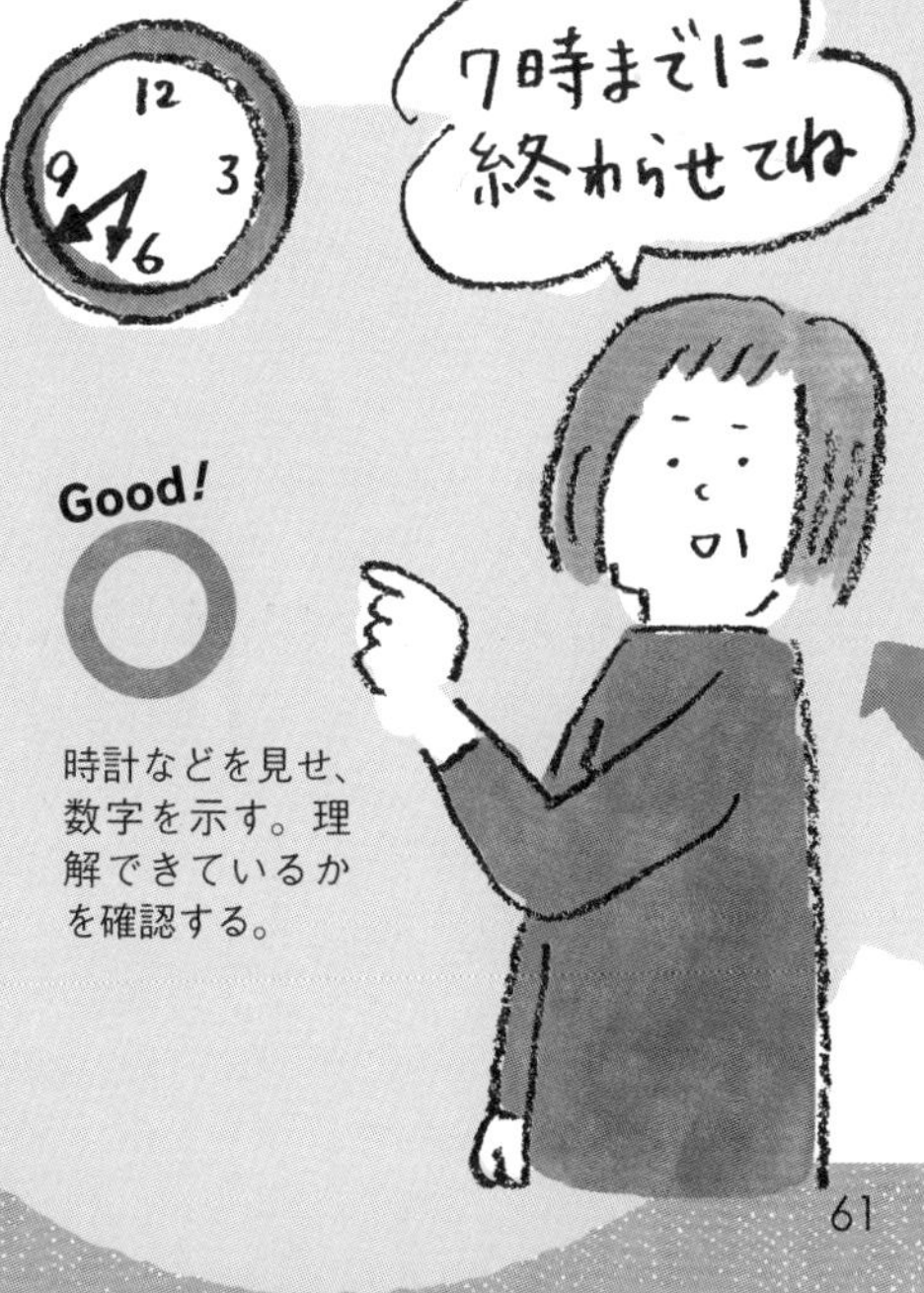
7時までに
終わらせてね
12
3
6
9

Good!

○

時計などを見せ、数字を示す。理解できているかを確認する。

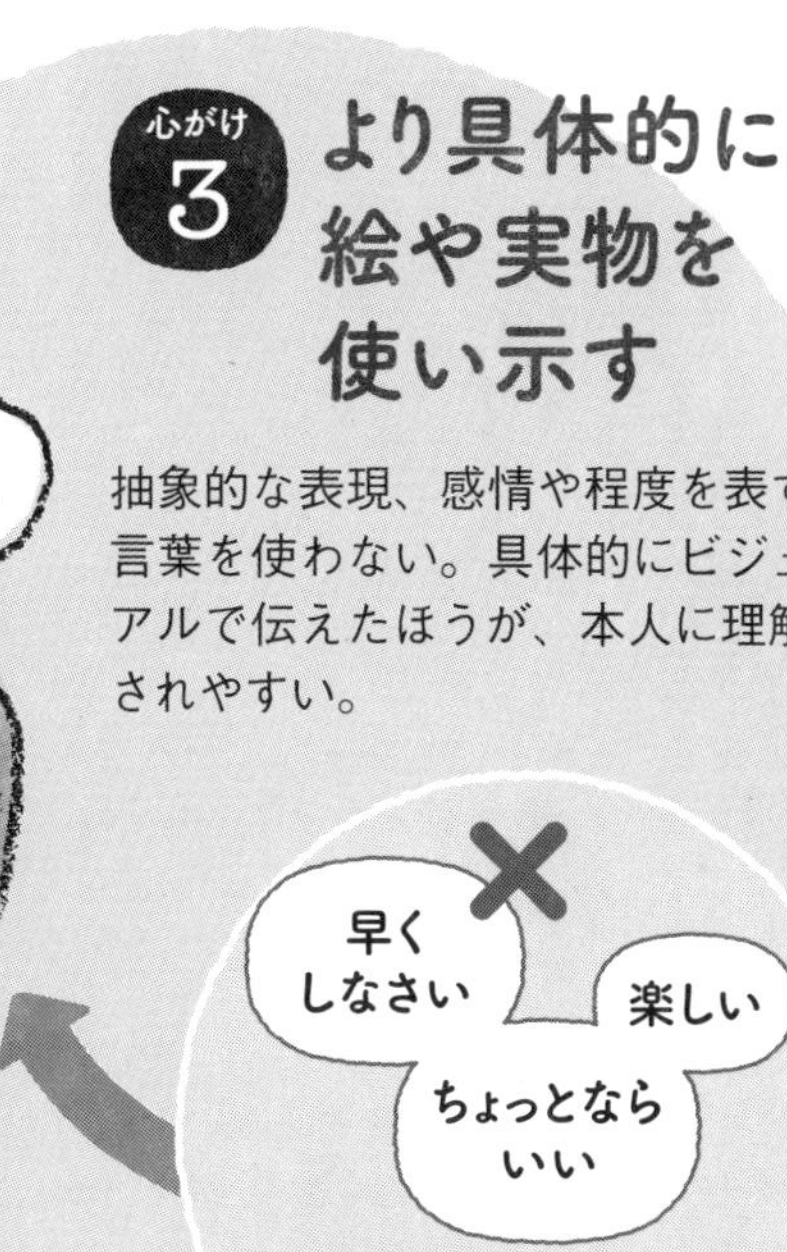
×
早く
しなさい
楽しい
ちょっとなら
いい

程度、速度、感情などを伝える場合、できるだけ具体的に示す。

家族がライフスキルを上げる手助けをする

命令ではなく提案の形で手助けする

社会に出てから障害があると診断された場合、家族も本人も、障害に由来するライフスキルの低さに気づかなかった可能性があります。まず１週間手助けなしで、家事などを本人にやらせます。そのうえでどんなときにつまずくのかを把握し、家族がどうすればいいのかを提案しながら教えていきます。

生活リズムを整えられない

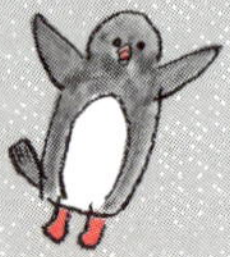

暗黙のルールを
理解するのは苦手です。

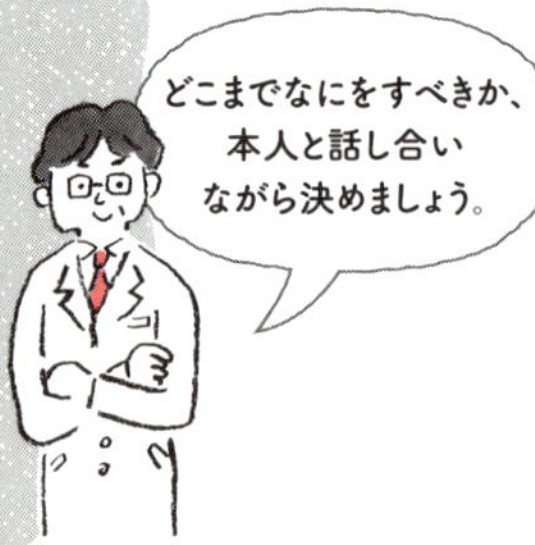
どこまでなにをすべきか、
本人と話し合い
ながら決めましょう。

対応1

なにをどこまでやればいいかのルールを決める

生活リズムを一度に整えるのは無理。やるべきことを項目にわけ、なにをどこまでするのか、ルールを決めて、文字や絵に残す。

対応2

起床時間と就寝時間を決める

寝坊すると生活リズムが崩れ、仕事にも遅刻しがちになる。なにかに集中していても就寝時間を守らせ、決まった時間に起床させる。

対応3

スマホのタスクとアラーム機能を活用

ひとつのことに夢中になると時間を忘れ、生活リズムが乱れがち。スマホのタスクやアラーム機能を使って時間を管理させる。

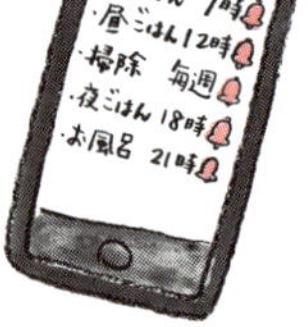
・朝ごはん 7時
・昼ごはん 12時
・掃除 毎週
・夜ごはん 18時
・お風呂 21時

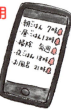

身だしなみを整えられない

感覚過敏があって
洗いたがらない人も
います。

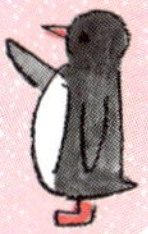

対応1

洗髪などの頻度を決める

水などの感覚過敏があっても、頻度を決めると、とり組ませやすい。洗顔と歯磨きは１日２回、洗髪は２日に１回、散髪は月１回など。

対応2

TPOに合う服装を用意する

適当な服が決められないなら、通勤着は季節ごとに必要なだけセットし、ルーティン化する。休日の外出着やフォーマルもコーディネイトして、着させる。

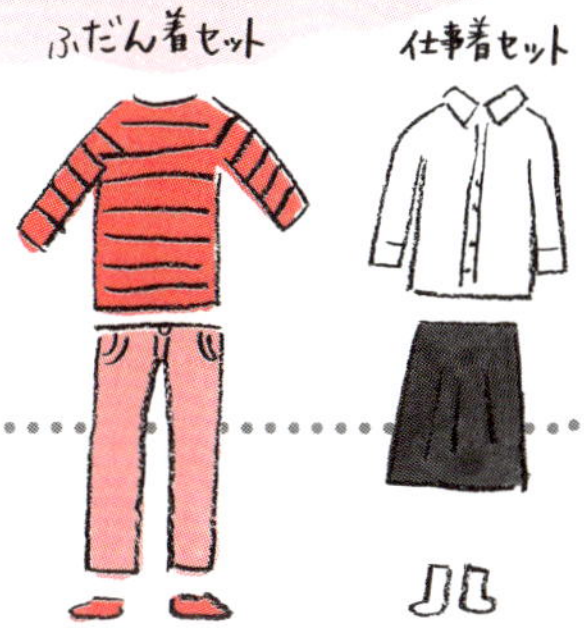

ゲームなどをやりすぎてしまう

過集中して、
依存的にのめりこんで
しまいます。

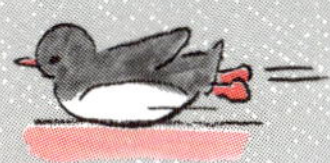

対応1

テレビゲームをやる時間を決める

ゲーム類やアニメ、映画の世界にはまり、依存しやすい。「いつ、何時間まで」と決める。スマホのアラーム機能などを利用して時間を守らせる。

対応2

別のリラックス方法を一緒に見つける

ゲーム以外に緊張感をときほぐす方法を見つけさせる。風呂や音楽、アロマなど身体的なリラックス感が得られることを一緒に見つける。

例えば・・・
- 香り、味など好きなものを見つける
- 好きな材質の布地を見つける
- 耳に心地いい音、好きな音楽を見つける
- 風呂の温度をかえてみる

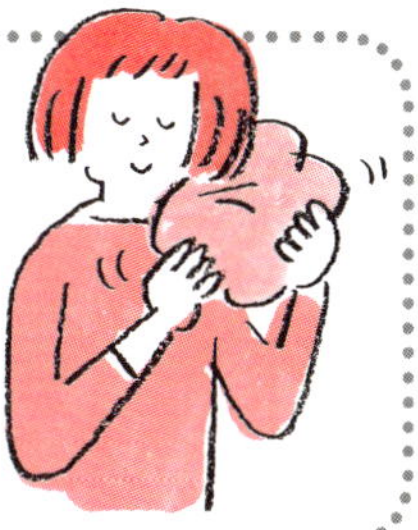

世間話 ができない

相手の興味に関心がもてず
共通の会話が成立しません。

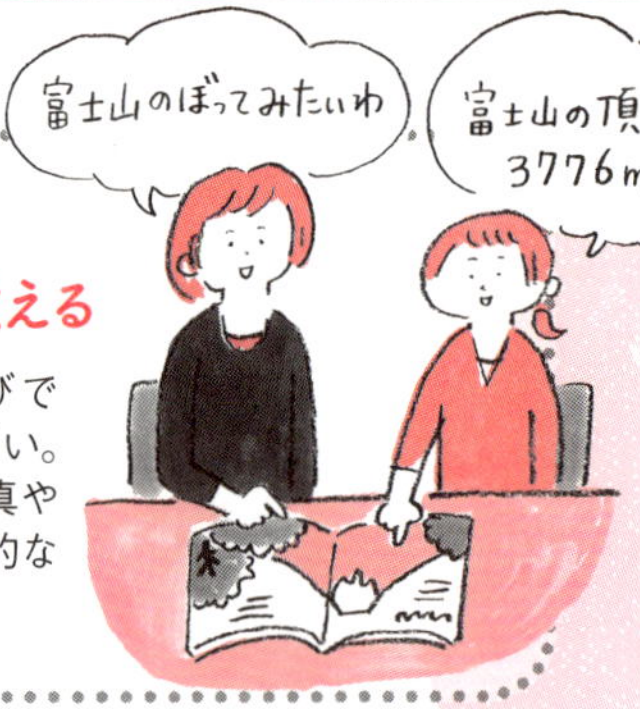
富士山のぼってみたいわ
富士山の頂上は 3776mで…

対応1
モノを介して会話するように教える

向かい合うより横並びで座ったほうが緊張しにくい。抽象的な話は苦手。写真や目の前の食事など具体的なモノを介して会話する。

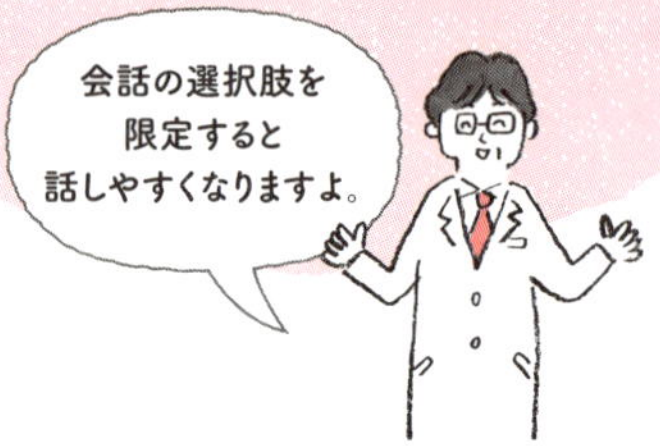
会話の選択肢を
限定すると
話しやすくなりますよ。

対応2
選択肢をあげてもらうよう教える

話をするときに選択肢が３つ程度あると、本人も選べ、自然な会話が成立する（ふたつではパターン的）。相手に３つ程度あげてもらうようにたのむ習慣をつけさせる。

自分の疲れに気づけず 倒れてしまう

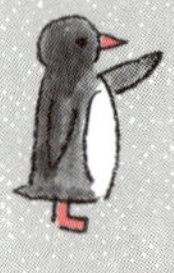

感覚的な鈍さがあるために、
突然ダウンして
しまうことも……。

対応1
集中しすぎないように指導する

好きな世界で適度に集中すれば気分転換になるが、やりすぎるとストレスになることを理解させる。とり組む時間を決めさせる。

対応2
どの程度活動すると疲れるかを理解させる

感覚が過鈍で疲れに気づかないこともある。なにをどの程度行うと疲れるのかを具体的にはかり、限度を理解させる。

対応3
職場での環境調整を依頼する

得手不得手の差が大きい。苦手な内容の場合、混乱し、パニックになることも。会社には障害を伝えさせ、職場環境の調整も依頼する。

対応4
時間を決めて、強制的に休ませる

仕事でも勉強でも、決めた時間に休憩をとる。１日のタイムスケジュールを15分単位にして、その通りに行動させる。

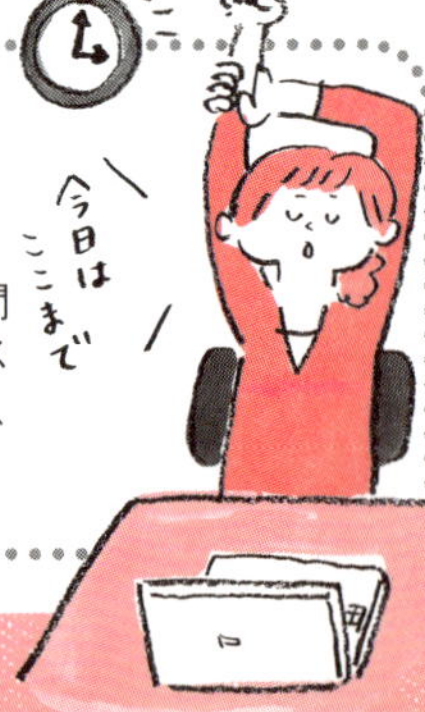
今日は
ここまで

わからないときの対応がわからない

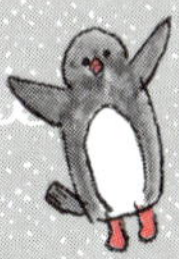

明確な基準がないなかで
行動するのは苦手です。

対応1

「いま聞いていい？」「いつならいい？」と確認させる

質問するときは、相手の状況を確認する習慣をつけさせ、忙しいと言われたらそれきりにせず、必ず「いつならいいのか」を尋ねさせる。

対応2

電話なら「いま話してもいいですか？」と確認させる

電話でも、相手の状況を確認するのは同じ。「後で」と言われたら、「いつかけ直したらいいですか」と、時間を聞く習慣をつけさせる。

対応3

自分がわかっている点を伝えたうえで、質問させる

質問前には自分のわかっていることを整理しておき、相手には「どこまでわかっていて」「なにがわからないのか」を質問するようにさせる。

対応4

どういう状態がゴールなのかを示してもらう

「きちんと」などあいまいな表現は理解できない。「なにを」「どういう状態にする」ことがゴールなのか具体的に聞くようにさせる。

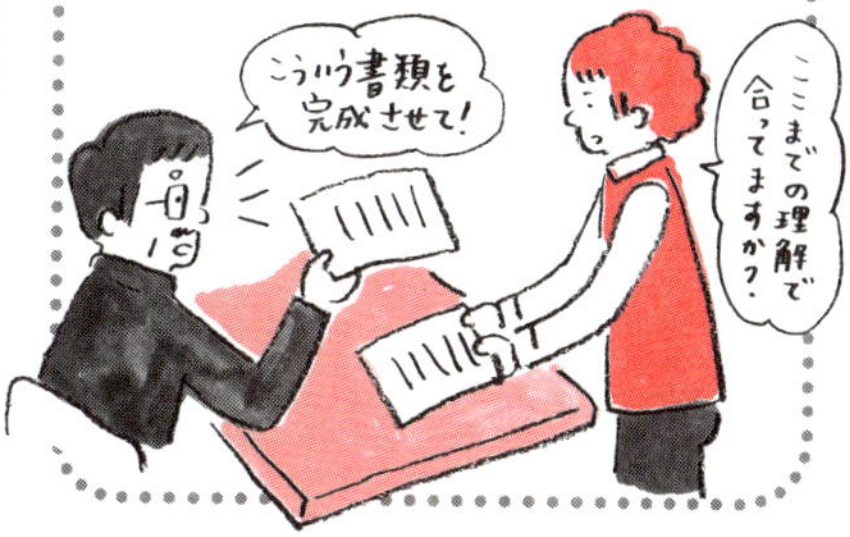
こういう書類を
完成させて！
ここまでの理解で合ってますか？

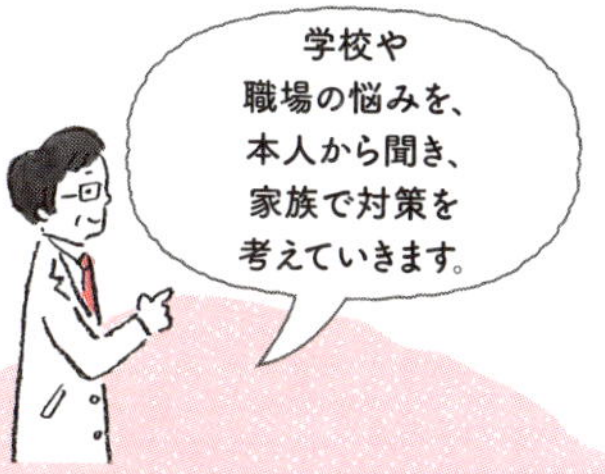
学校や
職場の悩みを、
本人から聞き、
家族で対策を
考えていきます。

お金のやりくりができない

金銭感覚をもつことが
もともと難しい傾向があります
（細かすぎる、まったくできない）。

対応1

趣味にお金を注がないように指導する

好きなことに際限なくお金を使って生活が成り立たなくなることも。毎月の生活費を優先させてから、趣味などに使う額を決めさせる。

対応2

貯金していくことを教える

自分の将来のために貯金が必要だということを認識させる。給与の口座から毎月自動的にふり替える積立型などの利用をすすめる。

サポートの考え方

ひとりひとり違う。本人に寄り添い、指導する

自閉症スペクトラム障害がある人は、外で神経をすり減らしているぶん、家ではその反動でぐったりしがち。家族は、本人の外でのがんばりを認め、気持ちに寄り添う姿勢が大切です。

家族が本人のつらさに向き合い、安心の場をつくる

本人のつらさをやわらげるために、まず家庭のあり方を見直してみましょう。生活がだらしないと言って叱ったり、いらだちから無関心を装ったりしてはいないでしょうか。癒やしの場であるべき家庭で、親の理解が得られなければ、居場所を失くしてしまいます。親が話を聞き、共感を示すだけで、子どもは心の重荷を下ろすことができます。理解されているという安心があって初めて、社会に出る勇気もわくものです。

発達障害の子どもがいる家庭では、親のどちらかが発達障害だったり、夫婦関係が壊れていたりする家庭も珍しくありません。そんなとき

家庭で教えておくべきこと

- □ 生活のリズムを整える
- □ 身だしなみを整える
- □ 自炊をする
- □ 掃除をする
- □ お金の管理をする
- □ 食事のマナー
- □ 時間のマナー
- □ 電話、スマホのマナー
- □ 交友関係のマナー
- □ 異性関係のマナー

は、親自身の治療も必要となります。本人のきょうだいなどの手も借り、家族関係を安定させることもあります。

いずれも本人のサポートには、家庭を安心できる「ベースキャンプ」にすることが先決なのです。

まず、一日の暮らしが成立するようにする

本人が学校や職場からドロップアウトするケースもあるでしょう。家族がまずライフスキルを習得できるようにサポートします。

試しに一週間ほど、親は手を貸さずに、すべてのことをやらせてみます。近くにウィークリーマンションなどを借りてみるとよいかもしれません。なにができて、なにができないのかがはっきりします。買いものや食事、洗濯、ゴミ出しなどの家事、身だしなみを整えることまで。できないことがあれば、そこが最初のハードルです。

「ちゃんとしなさい」などの漠然とした言い方では、なにをどうしていいかわかりません。目の前でやって見せたり、ひとつひとつのマニュアルを図解したりして教えていきます。小さな子どもに教えるように、細かく手順を示します。頭ごなしに命令したり、叱ったりせず、本人の意見を尊重し、やり方を提案していきましょう。

手順を教えるときの3原則

1 手順を段階にわける

大きな枠組のなかを、細かいステップにわけて、数値やビジュアルを使い説明する。

2 最初は手助けする

最初はやって見せ、手助けする。できるようになったら、ひとりでやらせる。

3 できたらほめる

少しでもステップが進んだらほめたり、本人が喜ぶものを与えたりして、やる気を引き出す。

母親の役割

共感を示していい。まず、子離れをすることが大事

自閉症スペクトラム障害の診断を受けると、多くの母親は「自分の育て方がわるかったのではないか」と悩みます。でも、この障害は脳の機能障害であり「育て方」のせいではありません。いま、生じている困った状態は「育て方」ではなく「離れ方」に問題があるのかもしれません。

友だちができないゆえに、母親から離れられない

子どもはふつう、思春期になると自然に親から離れ、同年代の友だちとの関係を重視するようになります。ときには親の言うことを聞かずに反抗し、自分の意見を通しながら自我を確立していきます。

ところが自閉症スペクトラム障害がある子どもは、対人関係がうまくいかずにいじめられたり、仲間はずれにされたりすることが多く、親しい友だちがなかなかできません。このため、ほかに居場所が見つからないので、いつまでも母親と一緒に過ごす傾向があります。

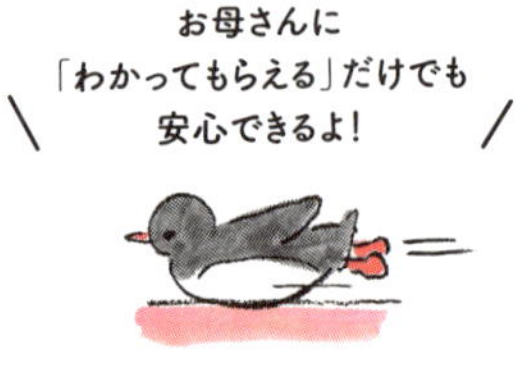
お母さんに
「わかってもらえる」だけでも
安心できるよ！

母親にとっては、大きくなっても自分を慕ってくる子どもはかわいいもの。反抗期にもならず「いい子」でいる我が子を愛しいと感じ、自分の元に置こうとします。子どもがなにかをするときには失敗しないように世話を焼き、過干渉・過保護で社会の試練から守り続けます。

母親が本人を自立させなければならない

母親からの自立は大切です。そのためには、子どもが離れようとしないのなら、母親から離れなければいけません。

大人になって自閉症スペクトラム障害があると診断を受けた人は、これまでなんとか自分なりに生活をしてきた人といえるでしょう。いま、トラブルを抱えているのは、社会的自立のハードルが乗り越えられないからです。社会的自立とは「親から離れてひとりで生きていくこと」。

それは、いままで握りしめていた子どもの手を、ただふり払えばいいというわけではありません。親は見守っていることを示し、子どもの心に寄り添うことが大事です。例えば子どもから外でのできごとを聞くときには、問題が目の前にあると考え、そこを見ながらうなずき、共感を示し、気持ちをしっかり受け止めます。悩みごとには、自らの経験を例え話のようにして語り、アドバイスをしていきます。

母親がうつになりやすい傾向がある

自閉症スペクトラム障害がある子どもの母親は、うつ病のリスクが高いとされています。もともとうつ傾向の人が多いというデータもありますが、扱いにくい子どもを育てるストレスで、発症しやすくなります。

抑うつ状態になると、ものごとを否定的に捉えがちになって子どもに罵声を浴びせたりし、事態はますます悪化します。子どもへの悪影響を防ぐためにも、母親に早期にきちんとした治療が必要です。

父親の役割

見守る態度を示す。ふだんは妻のサポート

本来、子育てで父親が果たすべき役割はふたつあります。子どもの社会性を育てることと、母親を支えることです。

社会性が求められる時期に父親の存在が役に立つ

子どもの社会性が芽生えるのは、集団行動ができるようになる4歳前後。また12歳頃の思春期には、親から離れて友だちと過ごす時間を大切にするようになり、集団のなかでさまざまな経験をしながら社会性を養っていきます。子どもの社会性を育てるうえで、父親が大事な役割を果たすのは、このふたつの時期です。父親が見守ってくれているという実感が子どもの不安をとり除き、安心して社会に出ていく力となります。

それ以外の時期、父親は、母親のサポート役に徹します。夫が積極的に手助けすることで、妻は精神的に安定して子育てができます。

ところが発達障害がある子どもがいる家庭では、父親に自閉症スペク

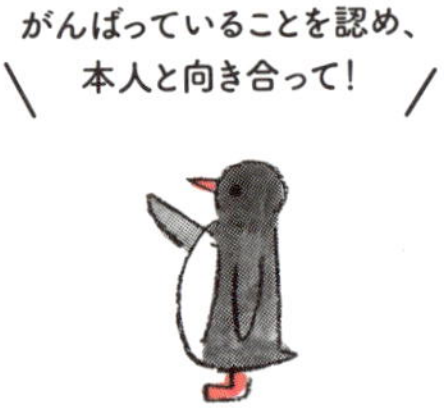
がんばっていることを認め、
本人と向き合って！

トラム障害があるケースも多く、なかにはまったく家族に関心を示さない父親もいます。これでは子どもの社会性の発達に支障が出るだけでなく、母親に過度の負担が生じ、家庭崩壊につながりかねません。

自分の失敗談などを語って聞かせる

父親に必要なのは、家族に関心をもつこと。妻をねぎらい、子どもの話に耳を傾け、「いつも見ている」というメッセージを送ることです。18歳を過ぎてからは、威厳ある態度でふるまうだけでなく、大人の社会に踏み出したわが子に歩み寄る姿勢も大切です。自分の失敗談を話して、「失敗しても乗り越えられる」と、励まします。いまは立派に見える父親も、社会に出て失敗してきたのだと思えば、「立派になること」も目標になり、失敗を恐れる気持ちがやわらぐはずです。

子どもが泣き言を言うようなときには、つらいのは自分だけではないことを教えます。「誰でもみんなつらいんだよ。いやだと思いながら、生きてるんだよ」と言うことで、子どもは悩んでいるのは自分だけではないと気づき、気持ちもラクになります。

罵倒したりダメな奴だと見捨てたりしないでください。自分を見守る父親のイメージを心の奥に根づかせることが成長への第一歩です。

父親自身に
自閉症スペクトラム障害
がある家庭も
多く見られます。

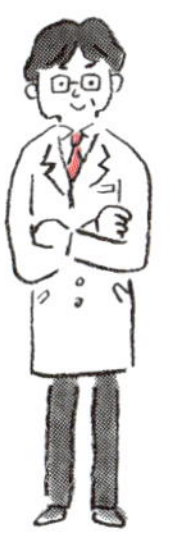

母子家庭の場合は、母親が父親役を兼ねる

母子家庭では母親が父親を兼ね、「社会性」を教えます。いま、父親がいなくても、父親に関してポジティブなイメージを抱かせることも大事。また社会性が求められる時期には、医師や先生に父親役をたのむといいかもしれません。

トラウマ対処

突然家族に対して怒り出すことも。トラウマになっていることを詫びる

発達障害のある子どもは育てにくく、親はついきつく叱ってしまうときもあります。それはときに、子どもの心身に傷となって残ります。

子ども時代に叱られたことが傷になっている

発達障害と虐待は、密接な関係にあります。育てにくさにいらだった親による幼児虐待は多く見られますが、それだけではありません。常態化した虐待で慢性的に強いストレスにさらされた子どもは、脳の発育が損なわれ、認知機能がゆがめられる可能性があります。一方、虐待を与える親の側にも、発達障害が見られることは珍しくありません。

幼児期に虐待を受けるとそれがトラウマ（精神的外傷）になり、PTSD（心的外傷後ストレス障害）の症状を引き起こします。長期にわたるトラウマの処理と薬物療法などの治療が必要です。トラウマが治療されずに放置されていると、犯罪や、自分が自分であるという感覚が失わ

PTSDのおもな症状

否定的な感情

ものごとを否定的に捉えたり、興味や関心を失ったり、疎外感や孤立感を覚えたりする。明るくあたたかい、前向きな気持ちを抱きづらい。

緊張、過剰反応

緊張やイライラ、過敏な警戒心、ちょっとしたことでもびっくりする驚愕反応が見られることも。睡眠障害や集中困難におちいることもある。

回避症状

フラッシュバックがくり返されることで、それを思い出すようなきっかけとなる状況、ものごと、人物、会話などを避けようとする。

フラッシュバック

つらい記憶が突然よみがえる。発汗や動悸などの身体生理反応をともない、リアルに記憶が再現。悪夢をくり返し見ることもある。

れる解離性障害を引き起こし、重大な結果を招きかねません。

謝ったうえで、「あなたのためにやったこと」だと言う

自閉症スペクトラム障害がある人は、過去を鮮明な映像で記憶するため、ＰＴＳＤのフラッシュバックにともなって、リアルな過去の感覚を経験します。周囲の人は、なぜ昔のことを思い出して感情的になるのか理解できず、本人はわかってもらえないためにつらさが増します。

虐待までいかなくても、過去に叱られることが多かった場合、特徴的な傾向が現れます。18歳を過ぎた頃に突然、過去の記憶が噴出することです。悲しかった体験を思い出し、親を激しく攻撃し始めます。

親はその記憶をすべて受け止め、話を聞きましょう。そして、謝ったうえで、「あなたのためにやったこと」だと穏やかに説明することです。そして、昔のよい思い出なども語るとよいかもしれません。

4歳以前に虐待を受けていたりする場合には、フラッシュバックによる激しい感情の噴出から、親に対する暴力行為に及ぶケースもあります。家族だけで対応するのは無理です。精神科医の手を借りて入院させるなどし、治療を行ってください。トラウマは、いじめやＤＶなどからも生じます。なおこの治療は、発達障害とは別に行う必要があります。

トラウマによるPTSDは精神科、心療内科へ

虐待やいじめ、性暴力のように、生死にかかわる強い精神的衝撃を受けると心にトラウマが残り、PTSDを引き起こします。他人から執拗ないじめやDVを受けている場合には、医療機関で治療するとともに、公的相談機関や警察にも届けてください。

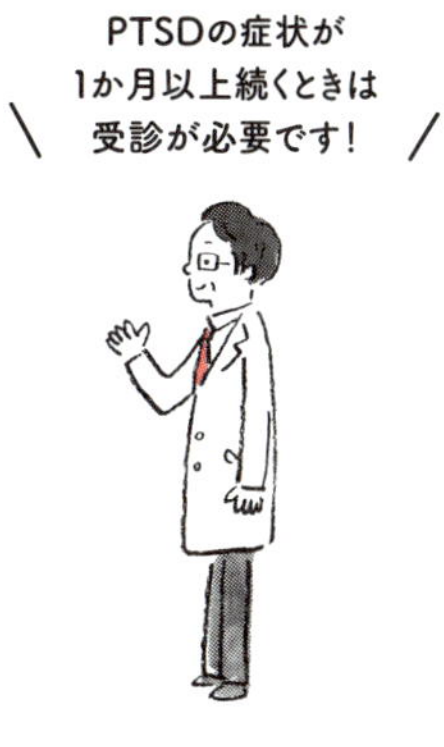

PTSDの症状が
1か月以上続くときは
受診が必要です！

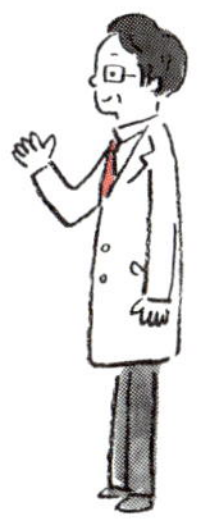

親の発達障害

親に発達障害があることも。家族も治療が必要なことがある

発達障害の子どもがいる家庭では、家族の関係に問題が生じているケースがあり、子どもの状況をさらに難しくしてしまいます。

父親不在、自閉症スペクトラム障害があるケースが多い

発達障害がある子どもと医療機関を訪れるのは、多くの場合母親です。家族の状況を聞いていくと、父親不在の家庭が目立ちます。仕事が忙しく家をかえりみないというだけではなく、家にいるときでも子どもに関心を示さないため、母親はたったひとりで子育てと格闘しています。ストレスからうつ状態に苦しむ母親もいます。共通するのは、機能不全におちいった家庭の姿です。

こうした父親には、自閉症スペクトラム障害の症状が見られます。またＡＤＨＤのケースもあります。発達障害がある夫は妻と情緒的な関係を築くことができず、妻は誰にも理解されない悩みを抱えます。これを

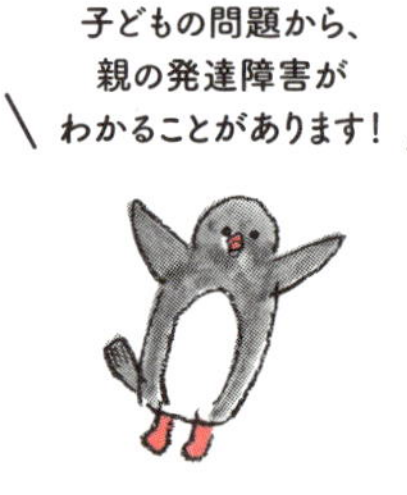
子どもの問題から、
親の発達障害が
わかることがあります！

カサンドラ症候群（P76）といいます。発達障害がある子どもの育児で母親が過重なストレスを抱える背景には、夫婦間の問題もあるのです。

家族みんなが、お互いのがんばりを認める

父親不在や両親の不仲、母親のストレスなど家庭の機能不全は、自閉症スペクトラム障害に悪影響を及ぼします。家族はいま一度、関係を見直してみましょう。本人以外のきょうだいなど、発達障害を抱えていないほかのメンバーが、冷静に仲介役になることで、家族の問題を解決する手助けになります。一段違う視点で家族の話を聞き、それぞれの立場を代弁し、互いの理解をうながすのです。ただし、期待しすぎると、その人が将来、精神的に不安になり、親に攻撃的になることもあります。不安があるときは、第三者に仲介してもらうのもいいでしょう。

「してくれない」と責めるのをやめて、互いに感謝する関係にかわることが大切です。相手の行動に不満があっても、批判は行動についてだけにし、「ダメな奴」などと、人格を傷つける言葉はやめましょう。

「お疲れさま」「ありがとう」と、互いを思いやり、互いのがんばりを認め合えるようになれば、家庭は安らぎの場になります。家族が機能をとり戻すと、子どものがんばりを認める心の余裕も出てきます。

夫婦カウンセリング

家族のケアを行う家族療法のひとつで、とくに夫婦関係を見直すためのカウンセリング。カウンセリングセンターや精神科、心療内科で実施している。

夫婦どちらかが相談

関係が悪化しているときは、夫婦そろって受診するのは難しい。どちらかひとりが、まずは相談に行く。

夫婦そろって相談

医師やカウンセラーに状況を説明し、ある程度相談者が落ち着いてきてから、相手を連れて行く。

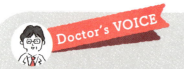

Doctor's VOICE

夫はアスペルガー症候群。妻がおちいるカサンドラ症候群

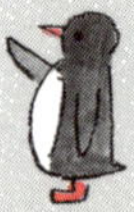

好条件で結婚。しかし、情緒的な関係が乏しい

アスペルガー症候群がある夫に悩む妻を表す「カサンドラ症候群」という言葉があります。

カサンドラはギリシア神話に登場する王女。アポロンから予言の力を授かったものの怒りにふれ「予言しても誰も信じない」という呪いをかけられます。

アスペルガー症候群がある夫は合理的で能力が高い人も多く、一見幸せな結婚に見えますが、結婚して初めて、情緒が乏しいことに気づきます。ところが、そうした傾向は男性にとくに珍しくないため、妻は周囲には理解してもらえません。孤独に悩み、うつになることもあります。

このように、夫との関係に悩んで孤立する妻は、誰にも予言を信じてもらえない孤独な王女カサンドラに例えられているのです。

自責の念を抱きやすく、うつを発症することも

カサンドラ症候群の妻は、夫に情緒が乏しく、まったく共感してもらえないさみしさに日々苦しんでいます。その悩みをさらに深くしているのが、つらさを誰にも理解されない孤独感。

「話を聞いてくれない」「家庭をかえりみない」などの特性は、多くの男性に見られるために、「よくあること」「わがまま」と、言われてしまいます。妻は、社会的に評価されている夫に対して不満を感じるのは自分がわるいのだろうかと自責の念にかられる一方、夫の態度に疲れ果て、うつやパニック障害を引き起こすこともあります。

人の気持ちを想像することができない夫は、なにがわるいのか理解できず、離婚に至るケースも少なくありません。

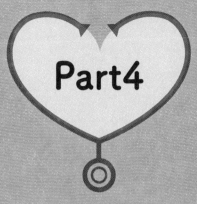

Part4

社会的支援

医療、就労、福祉の
支援を活用。
孤立させないようにする

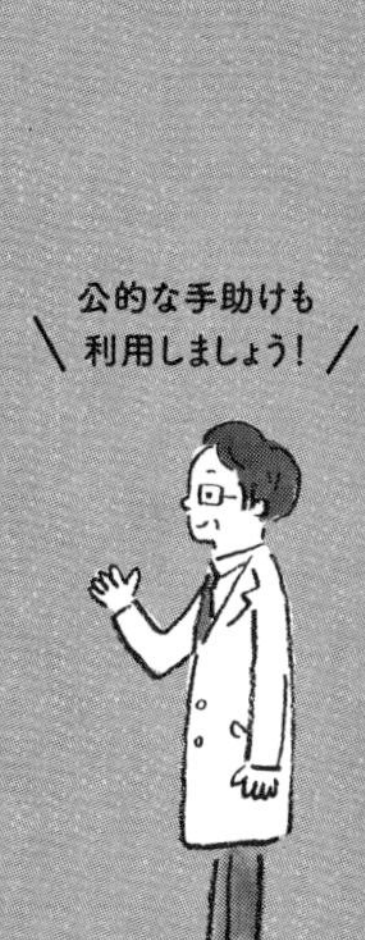

居場所を増やす。支援を受けると心身が安定する

孤立させず、複数のグループに所属させる

自閉症スペクトラム障害があると、人間関係のトラブルなどで自信をなくし、引きこもってしまいがち。趣味の集まりやサポートグループなど、人とつながる場を増やしていきます。孤立しないことが、二次障害の予防につながります。周囲と無理なく過ごせるようになることが治療のゴールです。

家庭

もっとも安心できる場にする

家庭は、疲れ切った心を癒やすベースキャンプ。あたたかい雰囲気で、ありのままを受け入れてもらえるという安心感を与える。

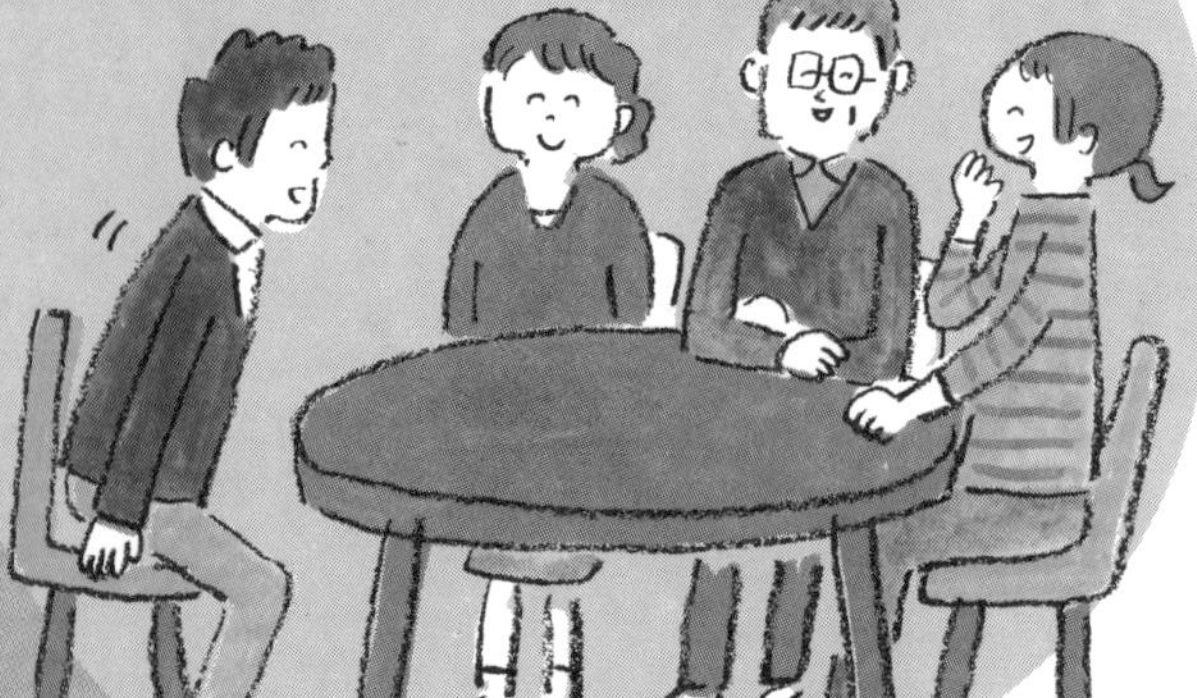

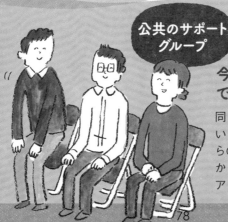

公共のサポートグループ

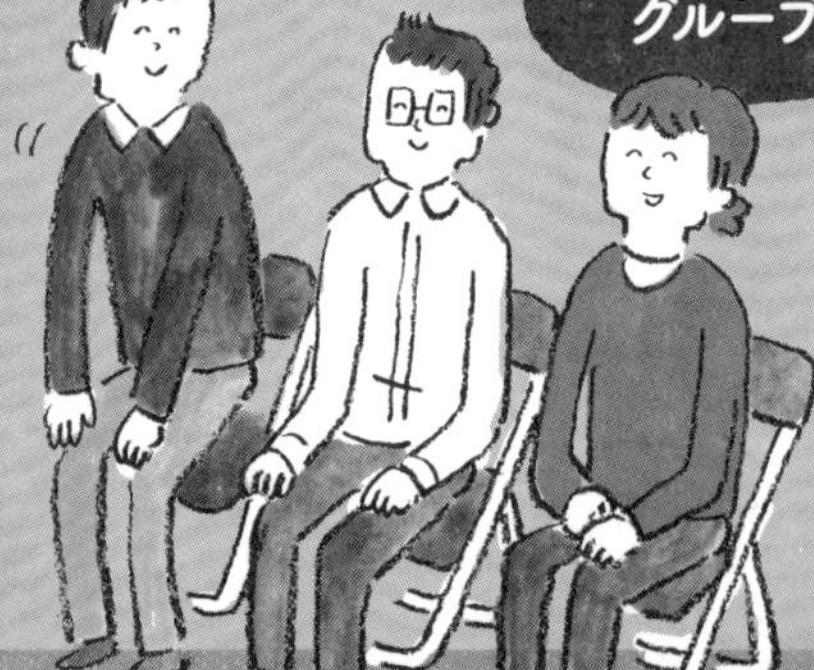

今後をシミュレーションできる場にする

同じ障害をもつ仲間との出会いは、自分を見つめ、これからの自分のイメージを得るきっかけにもなる。ライフスキルアップにも役立つ。

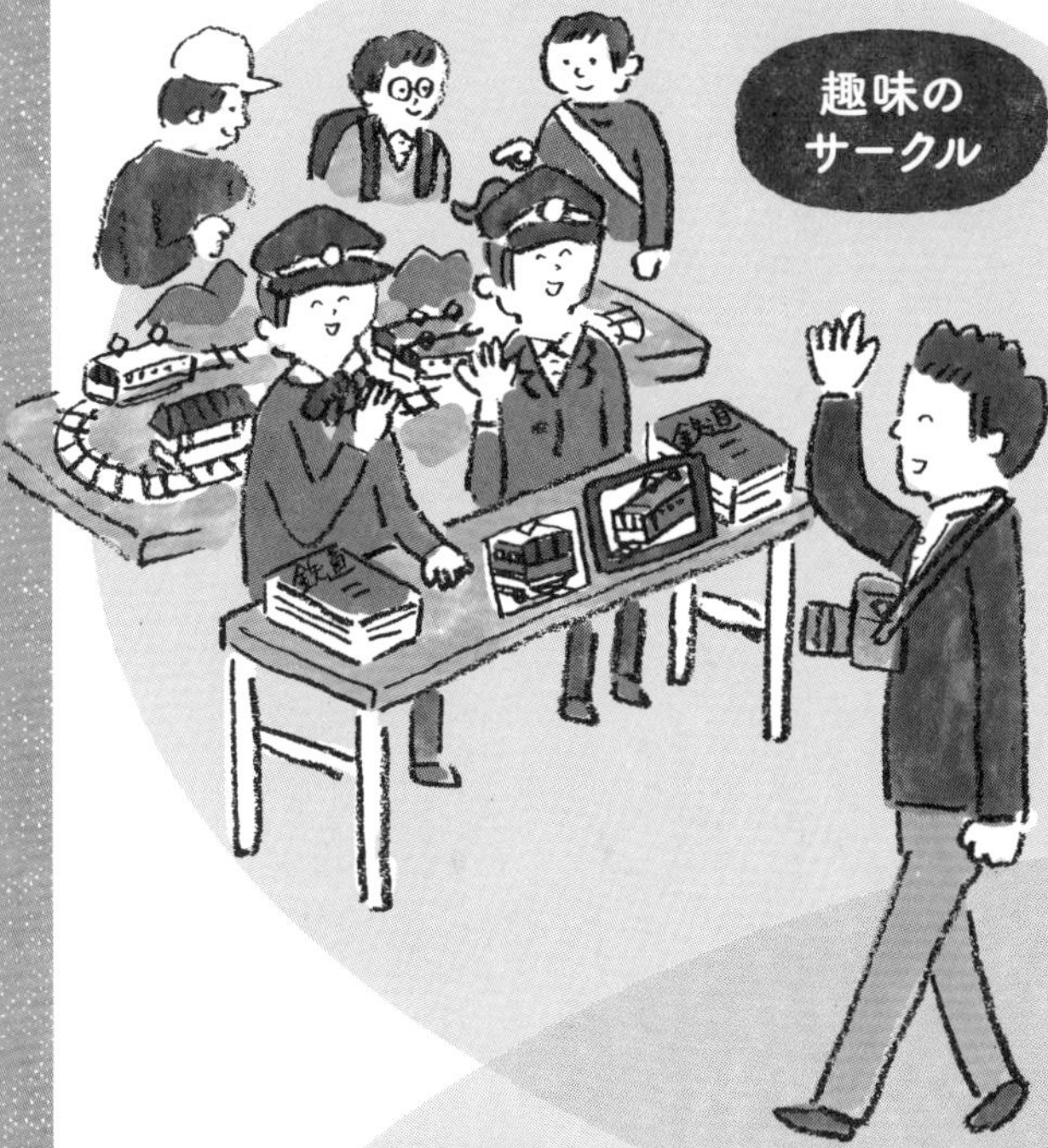

趣味のサークル

心から楽しめるリラックスの場にする

マニアックな趣味をもつ者同士なら、自分の好きなものの話を安心して聞いてもらえる。リラックスしてストレス解消に最適。

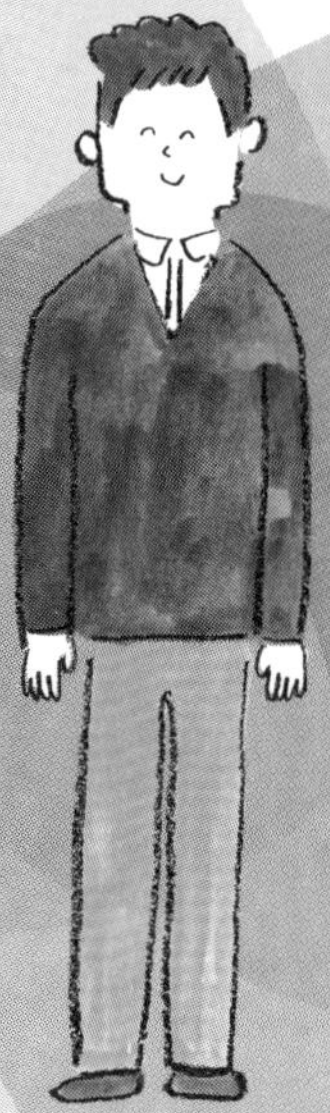

学校・職場

社会とかかわりがもてる場にする

学生課、人事部などに相談する。大学ではキャリアセンターで就職に関する相談に応じることも。

職場では適した仕事内容の部署への配置換えも多い。

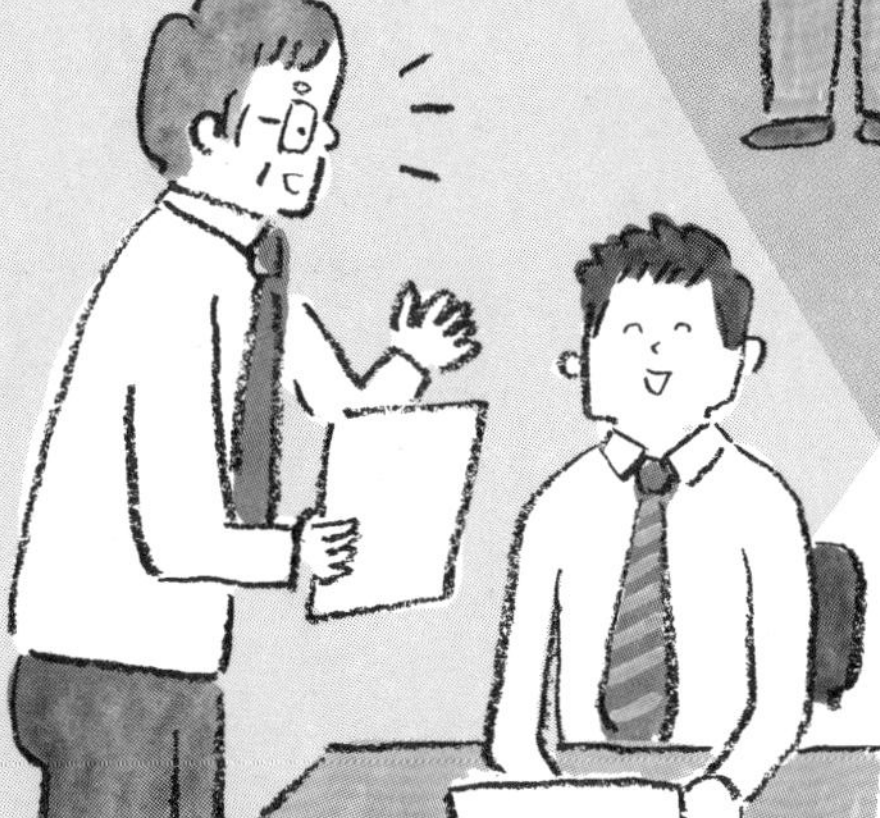

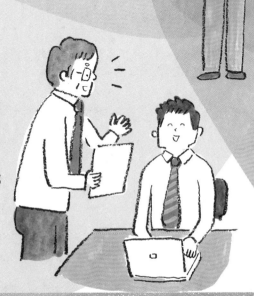

受診先・相談先

児童と大人では治療方針が違う。両者のサポートがあるとベスト

発達障害は児童精神科の専門ですが、大人になってから診断される人が増えるにつれ、対応する精神科や心療内科が増えています。

精神科では自分の力で生きていくことがゴール

幼児期から思春期に診断された発達障害は、小児神経科や児童精神科の専門外来を受診するのが一般的。対象年齢は18歳までとされています。が、例えば16歳で治療を始めても2年足らずで18歳になってしまうことから、初診時の年齢はおよそ16歳までとされています。それより年上の場合、精神科や心療内科、カウンセリングセンターを受診します。

子どもと大人の治療を比べたとき、もっとも異なるのは「目指すべきゴール」です。子どもの頃に発達障害と診断された人の治療の目標は、周囲のサポートを受けながらも、大人へと無事に成長することです。

一方、大人になって診断された人は、これからも環境調整をある程度

大人の受診先と役割

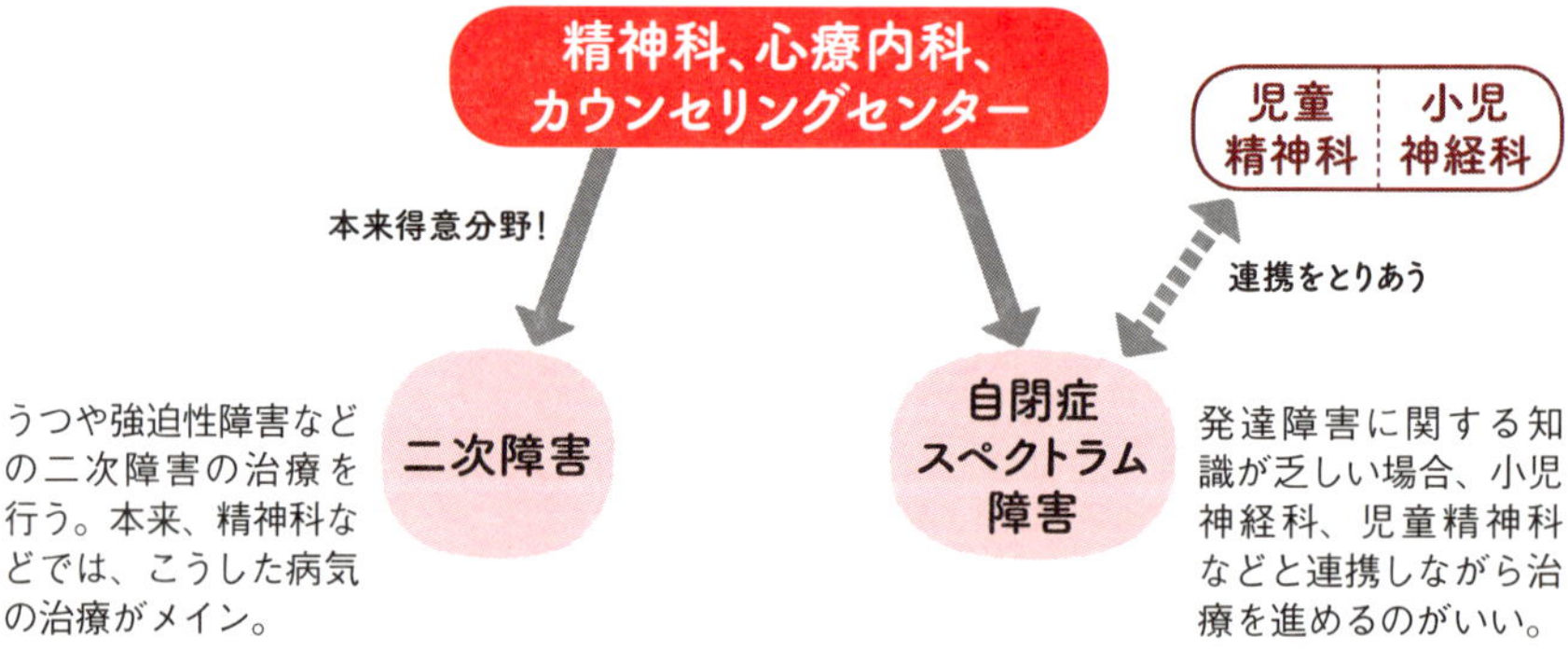
精神科、心療内科、カウンセリングセンター
児童精神科
小児神経科
本来得意分野！
連携をとりあう
二次障害
自閉症スペクトラム障害
うつや強迫性障害などの二次障害の治療を行う。本来、精神科などでは、こうした病気の治療がメイン。
発達障害に関する知識が乏しい場合、小児神経科、児童精神科などと連携しながら治療を進めるのがいい。

行えば、社会生活を営んでいけると考えられます。生活を成立させるためのライフスキルを身につけて就業し、親に頼らず生きていけるようになることがゴールです。

大人の発達障害の診療経験の有無を問い合わせる

発達障害が疑われるとき、医師は、その兆候がいつ頃、どのように現れたのか、成長過程の変化などを聞いて診断します。母親がつき添っていれば、くわしい生育過程の情報が役に立ちます。

大人の場合、治療は精神科や心療内科が中心になりますが、医師によって発達障害に関する知識に差があります。医師に専門知識があるのがいちばんですが、くわしくないからといってダメとは限りません。

大事なのは本人の気持ちに寄り添い、一緒に最適な治療を考えてくれることです。例えば発達障害では、うつなどの二次障害を発症しているケースが多くあります。その場合、二次障害については精神科で、発達障害については児童精神科の医師と連携して治療するのがベストです。

医師を探すときは、発達障害に対応してくれるかどうか、電話などで確認しておきましょう。専門医を紹介するホームページ（下）を参考にしたり、発達障害者支援センターを利用したりするのもおすすめです。

発達障害者
支援センター
→P86

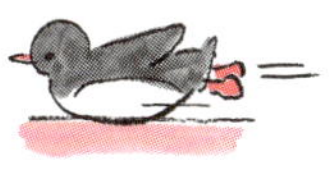

発達障害にくわしい医師を探す

発達障害にくわしい医師をHPから探す方法もある。対象は小児が中心になるが、電話などで問い合わせてみるとよい。

●日本小児神経学会「発達障害診療医師名簿」
https://www.childneuro.jp/modules/general/index.php?content_id=100

●日本児童青年精神医学会「認定医」
http://child-adolesc.jp/nintei/ninteii/

検査・治療

薬の手助けも。環境調整をして生きやすくしていく

発達障害での受診は、本人が医療機関を訪れるのがベストですが、それが難しければ、まず家族だけが相談に訪れる方法もあります。また、本人が受診する際にもつき添いが必要というわけではありません。

知能検査や脳波検査を行い、二次障害を確認する

初診では問診や併存する病気の検査が行われます。検査内容は医療機関によって異なりますが、医師は問診で本人の様子を観察しながら生育歴や現在の問題などを尋ね、心理的検査を行います。身体的疾患の有無を調べるために血液検査や脳波検査、画像診断なども行われます。

うつや強迫性障害など二次障害がある場合、それについても検査が行われます。診断が下ると、症状に向き合いながら「どうすれば生きやすくなるか」を考えていきます。専門家による心理療法やトレーニングなどの療育法が役立つこともあります。

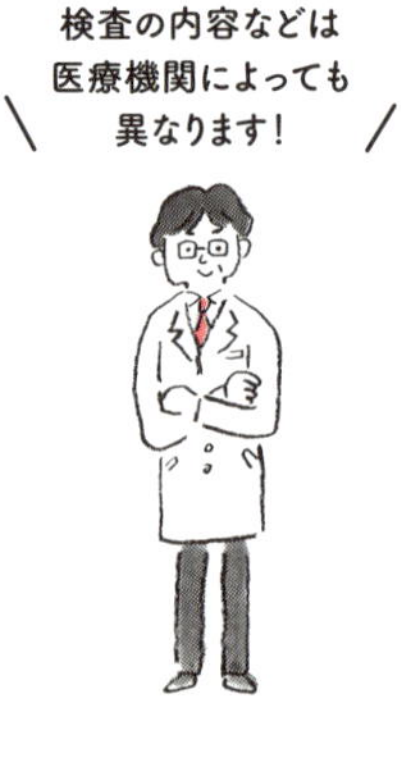
検査の内容などは
医療機関によっても
異なります！

自閉症スペクトラム障害の検査と診断

問診・行動観察

生まれてから現在までの「運動発達」「社会的やりとり」「対人コミュニケーション」「言葉の発達」などの生育状況や、学校などでの様子について問診される（子どもの場合は、子どもを遊ばせてその行動を観察することも）。

発達検査

心身の発達の度合いを調べる検査。運動・言語・コミュニケーションの発達の特性を調べて何歳レベルなのかをチェック。なにができないのかを客観的に明らかにすることで、発達の遅れや偏りを知ることができる。

合併症を診断する検査

知能検査

ものごとの理解や処理などを担う認知機能の能力をはかるための心理検査。16歳以上にはウェクスラー式成人知能検査を用いて、言語性と動作性から言語・知覚・記憶・処理の能力をはかる。各指数間の差が大きい場合には、発達面で偏りがあると判断される。知的障害の有無を調べるためのツールとなる。

脳波検査

自閉症スペクトラム障害の人は脳波が乱れやすく、けいれんや突然の意識消失などの発作が起きることがある。また、脳神経が異常興奮して発作を引き起こす、てんかんも多く見られる。このような症状がある場合には、脳波検査や脳のCT、MRIなどの画像検査が行われ、病気の有無が調べられる。

識別のための検査

ほかの病気の可能性がないかをチェックするために血液検査などが行われる。

また、自閉症スペクトラム障害の場合、それ以前に心身症、統合失調症、境界性パーソナリティ障害などの診断を受けているケースも多い。発達障害の可能性を含めて、これらの病気の有無、鑑別が改めて行われる。

二次障害の治療

強迫性障害

こだわりの強さが強迫観念となり、極端な行動をくり返す。ある程度は許容し、周囲に迷惑がかかるときには注意する。場合によって抗うつ薬を用い、抗不安薬を併用することもある。

うつ

対人関係や学習面のつまずきで自己肯定感が失われ、うつに。抗うつ薬や抗不安薬は少量の処方が原則。虐待によるトラウマがあると躁とうつをくり返す双極性障害も生じやすい。

引きこもり

家族以外の人と良好な関係が築けず、6か月以上家にこもって学校や職場などに行けない状態。根底に発達障害が見られるケースが多いとされる。トラウマの治療を必要とすることも。

統合失調症

対人ストレスや不安感から幻覚や幻聴などを生じ、問題行動につながる。抗精神病薬で興奮を鎮め、作業療法やデイケアなどの治療を組み合わせる。急性期には入院治療も行われる。

環境調整＆トレーニング法

TEACCH

自閉症の子どもの療育法のひとつ。障害の特性を認めたうえ、生活への適応をはかっていくのがねらい。視覚情報が優位な特性に着目し、コミュニケーションに絵や写真などを活用する。

環境調整

発達障害の特性に合わせて、学習のサポート、職場の配置換えなどをしてもらう。周囲が障害を理解し、人間関係や職場の環境に配慮してくれることで、安心した生活を送ることができる。

行為（素行）障害

嘘や盗み、動物や人を傷つける、性暴力をふるうなどの反社会的問題行動をくり返す。反抗挑戦性障害の２～３割がこの障害も引き起こす。大人、とくに父親の長期的な対応が必要。

反抗挑戦性障害

幼い頃から叱られ続けてきたストレスや不満、周囲に受け入れられないいらだちから、親や先生に反抗的な態度をとるようになる。思春期に噴出することも多い。父親の見守りが重要。

睡眠障害

生活リズムが崩れる。神経系の機能不全が原因。女性に多い。ビタミンB_{12}や抗精神病薬、ホルモンに働きかける睡眠薬が効くこともある。入院して生活習慣の改善をはかる必要も。

摂食障害

食生活のバランスが崩れ、体調を崩す。ほとんど食べられない拒食症と、過食と嘔吐をくり返す過食症がある。女性に多い。重症化している場合には入院によって生活習慣を改善する。

CBT

認知行動療法。自分の思考のクセを見つけて直していく手法。自閉症スペクトラム障害の特性による思考や感情、行動の歪みを客観的に分析。極端な偏りを明らかにし、見直していく。

SST

ソーシャルスキルトレーニング。専門指導員のもとで、社会生活に必要なふるまいを学ぶ。その行動が必要な理由を教わり、ロールプレイなどの実践を通して習得していく。

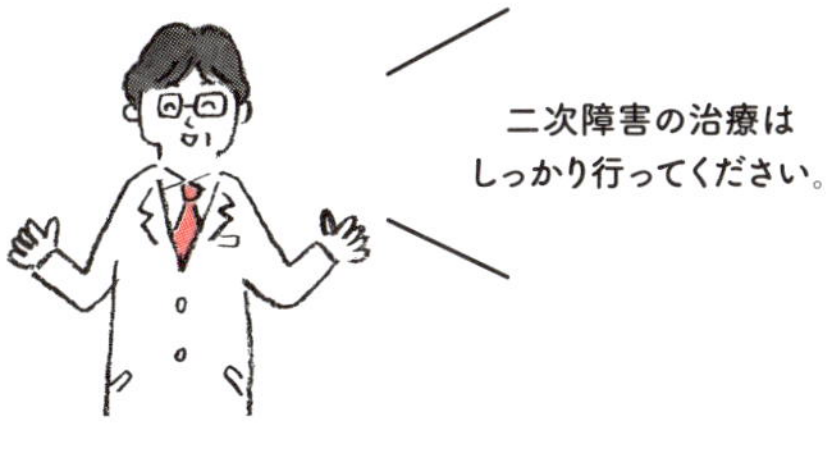
二次障害の治療は
しっかり行ってください。

福祉の支援

サポートグループや福祉制度を利用する

今世紀になって、障害者への差別解消や尊厳を守ることへの国際的な機運が高まるなかで、わが国でも2016年に「発達障害者支援法」が改正されました。この改正法は、発達障害者の支援が社会の責任であることを明記したという点で、画期的な法律ということができます。

本人も家族も相談できる発達障害者支援センター

改正法では、雇用主が障害の特性に応じた適正な雇用管理を行うことや、教育現場における個別支援体制の整備、発達障害者支援センターの増設など、さまざまな支援が定められています。

発達障害という診断を受けたけれども、どこに相談していいかわからない場合には、地域の発達障害者支援センターに連絡しましょう。本人でも家族だけでも、年齢を問わずに利用できます。また、発達障害者支援センター以外にも、次のような窓口で相談を受け付けています。

精神障害者保健福祉手帳を取得すると受けられるサービス

全国一律に行われているサービス

●公共料金等の割引
・NHK受信料の減免

●税金の控除・減免
・所得税、住民税の控除
・相続税の控除
・自動車税・自動車取得税の軽減（手帳1級のみ）

●その他
・生活福祉資金の貸付
・手帳所持者を事業者が雇用した際の、障害者雇用率へのカウント
・障害者職場適応訓練の実施

※自立支援医療（精神通院医療）による医療費助成や、障害者自立支援法による障害福祉サービスは、手帳の有無にかかわらず受けられる。

●**保健所・保健センター**……地域の保健所や保健センターで、乳幼児から学童期の子どもの発達相談にのってもらえます。

●**精神保健福祉センター**……引きこもりや精神障害などに関する心の健康相談窓口。各都道府県にひとつ以上設置されています。

●**大学の研究室に併設された総合相談センター**……発達障害に関する相談窓口を持っている大学があります。

障害者手帳を取得すると、さらに援助が受けられる

発達障害がある人は、障害者手帳を取得すると、各種支援が受けられます。まず主治医に必要事項を記入してもらい、自治体に書類を提出します。障害者手帳には3種類あり、自閉症スペクトラム障害で知的障害があるときは「療育手帳」、ないときは「精神障害者保健福祉手帳」が取得できる可能性があります。いずれも各市区町村が発行します。

障害者手帳を取得したり福祉サービスを受けたりすることをためらう人もいますが、大変なときには家族だけで悩まず、専門家のサポートを受けることです。手帳を取得したら、発達障害者支援センターで市区町村の行政機関の担当者や地域障害者職業センターなどを紹介してもらい、必要なサービスを利用できるようにしてもらいます。

地域・事業者によって行われていることがあるサービス

●公共料金等の割引
- 鉄道、バス、タクシー等の運賃割引（JRや航空各社は現時点では対象外）
- 携帯電話料金の割引
- 上下水道料金の割引
- 心身障害者医療費助成
- 公共施設の入場料等の割引

●手当の支給など
- 福祉手当
- 通所交通費の助成
- 軽自動車税の減免

●その他
- 公営住宅の優先入居

「みんなのメンタルヘルス総合サイト」精神障害者保健福祉手帳　（厚生労働省）
https://www.mhlw.go.jp/kokoro/support/3_06notebook.html　より

就労の支援

相談窓口を訪ね、就労に向けて、相談、準備する

大人の発達障害の場合、治療のゴールは社会的自立です。そのためには、まず自分で働き、経済的自立を果たさなければなりません。

経済的に自立するためにさまざまな支援がある

自閉症スペクトラム障害がある人のなかには、仕事が長続きせずにすぐ辞めてしまったり、対人トラブルから職を転々としてしまったりする人も多いようです。困ったら、まず発達障害者支援センターに相談してください。ハローワークや地域障害者職業センターなどと連携して情報を提供してもらえます。

障害者手帳を取得して発達障害者として仕事を探すことのメリットのひとつに、障害者雇用率制度があります。企業には一定以上の障害者を雇用する義務があります。このため、障害者手帳を取得していると、障害者枠として採用されやすいのです。

就労する前に考えたい、得意なことと苦手なこと

得意なこと

- □ひとつのことをコツコツ研究する
- □ひらめきや独自性を発揮できること
- □他人に合わせる必要がないこと
- □規則正しく作業する
- □単純な反復作業
- □専門知識を覚える
- □パソコンを使った仕事
- □部品や書類の管理や整理

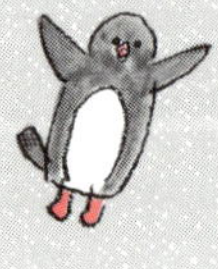

また、障害のある人が企業に就職する際には、企業と障害者の双方をとりもって環境を整備する「ジョブコーチ」や、「障害者トライアル雇用」などの支援制度を利用することもできます。新しい環境が苦手な自閉症スペクトラム障害の人にとって、就労時におけるこのようなサポートは、大きな助けになると考えられています。

自閉症スペクトラム障害の特性に合った仕事を選ぶ

障害者枠を利用した就労は、初めから障害の特性を理解して受け入れてもらえるという安心感があります。大企業などでは障害者に特化した「特例子会社」もあり、そうした職場を選ぶことができれば、安心して仕事を続けていくことができます。

ただし就労時には、会社側に障害の特性を理解してもらうだけではなく、本人の側でも、きちんと自分自身を知ったうえで仕事選びをしたいものです。自分にはなにが向いていてなにが向かないのか、得手不得手を認識しましょう。幼い頃から好きだったことや夢中になったことを思い出して、具体的に書き出してみると、自分の興味の対象が明確になるでしょう。自分が強みを発揮できる分野を見つけたら、就労支援機関の担当者などに相談してみることをおすすめします。

苦手なこと

- □対人関係が複雑な仕事
- □電話口での対応が必要な仕事
- □予定変更に対応しなければならない仕事
- □社交辞令を言わなければならない仕事
- □嘘や話の裏を推察しなければならない仕事
- □ストレスが多い仕事
- □絶対にミスをしてはいけない仕事
- □周囲の空気を読まなければならない仕事

「障害者雇用率制度」

従業員 50（45.5）人以上を雇用する事務所が対象。雇用する労働者のなかに障害者の占める割合を 2.0 ～ 2.3％以上（2.2 ～ 2.5%）にしなければならない制度で、公的機関、民間企業のどちらにも課せられた義務である。

※平成 30 年 4 月より（　）内の数字に変更。

さまざまな就労支援機構

困ったときに

発達障害者支援センター

発達障害がある人と家族のための総合窓口。ここを訪れ、障害者手帳を取得するのが第一歩になる（P94）。

すぐに就職したい

ハローワークにおける相談・紹介

一般・障害者両方の求人情報が得られる。障害者手帳があれば、障害者専門窓口で、障害者枠の求人紹介や面接同行サービスも受けられる。

障害者トライアルコース

ハローワーク、民間就労支援機構が窓口。まず3～6か月間企業で就労。会社側と本人の不安が解消されれば、継続雇用につながる。

まず相談・就労準備を始めたい

若年コミュニケーション能力要支援者就職プログラム

ハローワークが窓口となり、地域障害者職業センター（P94）、発達障害者支援センターが担当。34歳以下で発達障害などコミュニケーション能力に困難がある人が対象。個別支援や専門支援を行う。

職業リハビリテーション

ハローワーク、地域障害者職業センターが窓口。職業能力をチェックし、スキルを分析。作業体験を通じて職業スキルの向上をはかる。

その他の能力開発支援

公共または一般の障害者職業能力開発校で発達障害者対象の職業訓練を実施。地域の企業やNPOなどでも委託訓練が行われている。

支援を受けたい

ジョブコーチ支援

地域障害者職業センター、民間就労支援機構が窓口となり、ジョブコーチが会社に出向いて職場適応のサポートをする。企業には職務や配置について助言、本人には生活管理や職場での社会スキル向上を支援。

就業＆生活支援

障害者就業・生活支援センター（P94）が窓口。生活と就業の両方を支援。ハローワークや地域障害者職業センターと連携し就業支援も行う。

障害に理解のある雇用先

一般の企業　従業員50（45.5）人以上なら障害者枠がある

障害者枠の雇用は、特性を理解してもらえてストレスが少ないが、仕事が簡単で昇給がかぎられる場合も。障害者手帳の取得が必要。

※平成30年4月より（　）内の数字に変更。

一般枠	障害者枠
□一般社員と同じように働かないといけない。	□障害の特性を理解してもらえる。
□残業、昇進、配置換え、転勤などがある。	□残業、昇進、配置換え、転勤などはない。
□努力しだいで仕事内容がかわり、昇給もする。	□仕事は簡単な作業が多く、ほとんど昇給がない。

特例子会社　障害がある人を積極的に採用する

企業が障害者を受け入れるため、特別の配慮をして設立した子会社。障害に合わせた業務や設備が整っていて働きやすい。人事異動などの変化も少ないので精神的にも安定する。

家族のケア

家族向けの支援を利用し、信頼できる相談先をつくる

家族の誰かに問題が生じたとき、おちいりやすいのが、悩みを抱えこみ、家族だけで閉じこもってしまうこと。医療機関にかかっても、相談相手が医師だけでは家族は行き詰まり、精神的に参ってしまいます。

本人や家族が集まれるグループに参加する

まず発達障害者支援センターでは、日常的な家族の悩みにも対応してもらえます。本人や家族が集まれる地域のグループ（当事者会、ピアサポートなど）を教えてもらい、積極的に参加するといいでしょう。

同じ境遇の人と知り合い、悩みを打ち明けることで、問題が相対化されて気分がラクになります。多くの人の経験を聞いて、自分たちもいずれ、あんなふうに落ち着いて過ごせればいいと将来のイメージを描けるようになるでしょう。また、大変な時期を乗り越えていけば、今度は自分たちが、誰かにアドバイスできるようになるかもしれません。

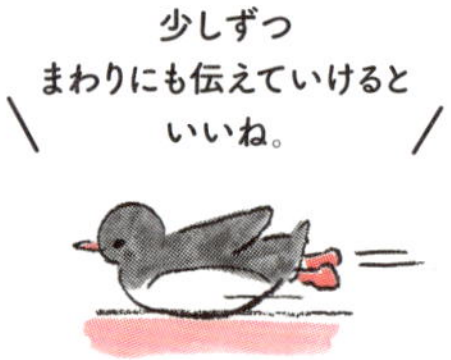
少しずつ
まわりにも伝えていけると
いいね。

障害を理解してもらうことが、支援の充実につながる

さまざまな就労支援や障害者雇用率制度などにより、障害があっても働ける環境は少しずつ整備されつつあります。発達障害についての理解も深まり、偏見も減っていくことが期待されています。

自閉症スペクトラム障害を理解してもらうためにも、家族や本人が積極的に社会とつながっていくことは大切です。障害は性格や育て方に問題があるのではなく、特性であること。特性を理解し、社会に適合していけるのだということを知ってもらえば、いま、障害のために不登校や引きこもりに苦しんでいる人も社会で受け入れられるようになります。本人や家族は、障害を隠して周囲に合わせて疲れるのではなく、特性を理解してもらえるように社会とのつながりをつくりましょう。

発達障害者支援法の改正により、発達障害者を支援することは、社会の責務と定められました。家族だけが抱えこむべき問題ではなく、社会全体でとり組むべき課題だと認められたのです。残念ながら、具体的な支援はまだじゅうぶん整備されているとはいえませんが、本人や家族が地域の福祉施設などに働きかけ、必要なサポートを求めていくことが、支援のネットワークを広げる原動力になるに違いありません。

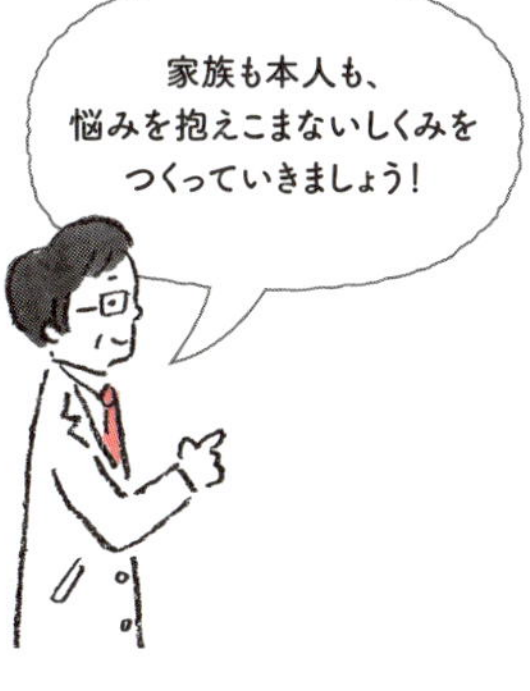
家族も本人も、
悩みを抱えこまないしくみを
つくっていきましょう！

相談機関一覧

発達障害がある人たちへの支援機関

発達障害者支援センター

本人と家族への総合支援を行う地域の拠点。発達障害に関する情報を収集、分析し、普及啓発活動を行うことを目的として開設。都道府県・指定都市、または都道府県知事等が指定した社会福祉法人、特定非営利活動法人（NPO）等が運営している。
http://www.rehab.go.jp/ddis/ 相談窓口の情報

ハローワークの障害者専門窓口

障害者専門の職員・相談員により個別対応で、求職の申し込みから就職後のアフターケアーまで一貫した職業紹介、就業指導等を行う。障害者に限定した求人のほか、一般の求人に応募できる。
https://www.hellowork.go.jp/member/sy_guide.html

地域障害者職業センター

発達障害者に対する職業リハビリテーションサービス。事業主に対する雇用管理に関する相談・援助。地域の関係機関に助言・援助を実施。
http://www.jeed.or.jp/location/chiiki/

障害者就業・生活支援センター

発達障害者の生活、仕事について総合的な支援を行う。公益法人（社団または財団）や社会福祉法人、特定非営利活動法人などが運営している。
https://www.mhlw.go.jp/stf/seisakunitsuite/bunya/koyou_roudou/koyou/shougaishakoyou/shisaku/shougaisha/

関連する支援機関

地域若者サポートステーション

通称サポステ。働くことに踏み出せないでいる若者（15～39歳）とその家族のための職業的自立支援事業。キャリア・コンサルタントなどによる専門的な支援が受けられる厚生労働省委託の支援機関。
http://saposute-net.mhlw.go.jp/

ひきこもり地域支援センター

各都道府県・指定都市に設置され、引きこもりをしている本人、および家族に支援を行う。生活困窮者自立支援制度との連携を強化し、訪問支援などのとり組みも実施。
https://www.mhlw.go.jp/stf/seisakunitsuite/bunya/hukushi_kaigo/seikatsuhogo/hikikomori/

おわりに

人はひとりひとり違います。発達障害は、さまざまな人を類型化していったときに、ものの理解や行動のプロセスなどに偏りがあり、社会生活上障害となっている人たちをグループ化したことによって生まれた概念です。

発達障害のいくつかの特性は、どんな人にも多かれ少なかれ見られるものです。あわてんぼうでおっちょこちょいな人はADHD的ですし、ひとつのことに没頭しやすく、人の言動に関心をもたない人は、自閉症スペクトラム的です。

障害がある人の言動はたしかに不可思議なところがあります。しかしこれは、言葉を最初に覚えた当時の状態が、書き換えられることなくいまも続いているからなのです。とくに本書でも中心的にとり上げた自閉症スペクトラム障害では、このことが原因で、対人関係でトラブルを起こし、コミュニティから排除されがちです。

でも本人の世界を知れば、そうした言動も理解でき、共感をもって受け止められます。自分にも似たような不器用さがあると感じられると、寛容な気持ちで本人に接することができます。

本人は一生懸命で、足踏みしながらも自立に向かって進もうとしています。家族は、どうか焦らずゆっくり見守り、本書を道標として、がんばっている本人をサポートしてあげてください。

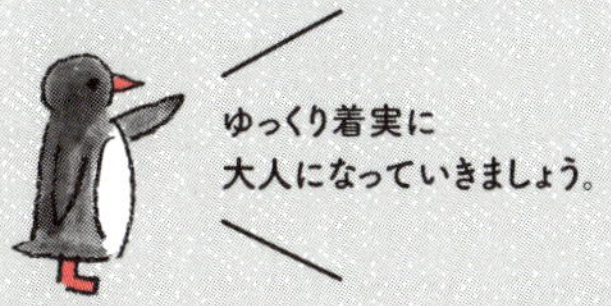

宮尾益知（みやお・ますとも）

小児精神神経科医・どんぐり発達クリニック院長。医学博士。

東京生まれ。徳島大学医学部卒業。東京大学医学部小児科、自治医科大学小児科学教室、ハーバード大学神経科、国立研究開発法人国立成育医療研究センターこころの診療部発達心理科などを経て、2014年にどんぐり発達クリニックを開院。専門は発達行動小児科学、小児精神神経学、神経生理学。おもな書籍に『発達障害の治療法がよくわかる本』『発達障害の親子ケア』（講談社）、『夫がアスペルガーと思ったときに妻が読む本』『発達障害の人の「私たちの就活」』（河出書房新社）、「旦那さんはアスペルガー」シリーズ（コスミック出版）など多数。

●どんぐり発達クリニック　http://www.donguri-clinic.com
●オーク発達アカデミー　http://oak-dev-academy.jp

［参考資料］

『発達障害の基礎知識』宮尾益知著（河出書房新社）

『女性のアスペルガー症候群』宮尾益知監修（講談社）

『家族のためのアスペルガー症候群とのつきあい方』
宮尾益知監修　野波ツナ著（コスミック出版）

心のお医者さんに聞いてみよう
この先《さき》どうすればいいの？ 18歳《さい》からの発達障害《はったつしょうがい》
「自閉症スペクトラム症」への正しい理解と接し方

2018年11月30日　初版発行
2020年4月7日　2刷発行

監修者……宮《みや》尾《お》益知《ますとも》
発行者……大和謙二
発行所……株式会社大和出版
東京都文京区音羽1-26-11　〒112-0013
電話　営業部03-5978-8121／編集部03-5978-8131
http://www.daiwashuppan.com
印刷所……信毎書籍印刷株式会社
製本所……ナショナル製本協同組合

ISBN978-4-8047-6313-2